Die Autorinnen

Xiaoying Shang studierte in Xi'an Medizin und arbeitete danach als Stationsärztin und später als Oberärztin für Neurologie an einem Krankenhaus Xi'an, China. 1989 – 1991 war sie Gastärztin in der neurologischen Station des Städtischen Krankenhauses, Dortmund.

Von1991 – 1999 arbeitete sie in verschiedenen Praxen für TCM, machte die Heilpraktikerprüfung (chinesische Diplome werden nur bedingt in Deutschland aner-kannt) und führt seit 1999 erfolgreich eine eigene Heilpraktikerpraxis für TCM in Krefeld.

Grit Nusser, Sozialpädagogin und Heilpraktikerin.
Sie beschäftigte sich während ihrer Zeit als Heilprak-tikerin intensiv mit der Naturheilkunde und gab ihr Wissen auch im Unterricht weiter. Während ihrer Aufenthalte in Xi'an, China, lernte die Autorin verschiedenen Massagetechniken wie TuiNa-AnMo und Gua Sha kennen und schätzen.

Sie wandte chinesische Massage auch erfolgreich bei Hunden an und schrieb das Buch „TuiNa-AnMo für den Hund" (ISBN 9783839132302).
Weitere Bücher der Autorin:
- „Kräuter für den Hund" (ISBN 9783839123584)
- „Wickel,Güsse,Wassertreten" (ISBN 9783732247141)
- „Ist alt werden gesund?" mit Petra Linder und Rita Menzenbach-Siemens (ISBN 9783839130148)
- „Gua Sha" mit Xiaoying Shang
  (ISBN 9783842312432)
- „Alternativmedizin für Pferde" mit Rita Menzenbach-Siemens (ISBN 9783844804089)
- Ba Guan" mit Xiaoying Shang (ISBN 9783732249398)

Moxibustion

Eine Wärmetherapie
in der Traditionellen Chinesischen Medizin
(TCM)

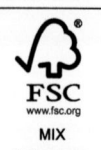

Danksagung

Danke, Mario,
für Deine unschätzbare Hilfe bei der Arbeit am
Computer!

Xie Xie
Frau Dr. Hu und Herr Dr. Wang
für Ihre Unterweisung in TCM
im Krankenhaus von Xi'an

Bibliografische Information der Deutschen Nationalbibliothek
Die Deutsche Nationalbibliothek verzeichnet diese
Publikation in der Deutschen Nationalbibliografie;
detaillierte bibliografische Daten sind im Internet
über http://dnb.d-nb.de abrufbar.

Herstellung und Verlag: BoD - Books on Demand,
Norderstedt

ISBN 9783734733697

Inhaltsverzeichnis

Moxibustion

Die traditionelle chinesische Medizin

Shen-nung, der „göttliche Ackersmann" (2838-2698?) sammelte bereits der Legende nach über 100 Arten von Heilkräutern, während **Huang-ti,** der „Gelbe Kaiser" (2698-2598?) mit **„Nei ching",** dem wohl wichtigsten Werk, die **traditionelle chinesische Heilkunde (TCM)** begründete. Dieses Buch ist Grundlage der Akupunktur und Moxibustion, auf das sich viele Autoren beziehen.

Es gilt jedoch als sicher, dass das Verfahren auf eine noch viel ältere, steinzeitliche Erfahrungsheilkunde zurückgeht, die durch Heilkundige mündlich überliefert worden ist.

In der **traditionellen chinesischen Medizin (TCM)** werden fünf verschiedene Behandlungsmethoden und Techniken zusammengefasst, die auf der Lehre des kosmischen Gleichgewichts zwischen **Yin und Yang** beruhen:
1. Akupunktur und Moxibustion
2. Chinesische Arzneimitteltherapie (Kräuterheilkunde)
3. Bewegungsübungen (Taijiquan, Quigong...)
4. Massage (Tuina, Gua Sha...)
5. Ernährung

Die Chinesen kannten bereits über 400 Punkte an der Körperoberfläche, die irgendwie mit inneren Erkrankungen in Beziehung standen. Diese Punkte wurden wahrscheinlich bereits in der Steinzeit mit schmalen, zu-geschliffenen Steinen, Zweigen oder ähnlichen „Werk-zeugen" gestochen, im Zuge der Fortentwicklung be-handelte man mit Kupfer-, Eisen-, Gold- oder Silber- und heute meist mit Stahlnadeln.

Der holländische Arzt **Wilhelm Ten Rhyne** beschrieb 1693 dieses Akupunktur-Verfahren erstmals in einem Bericht an die Senckebergische Bibliothek in Frankfurt/ Main.

Um 1828 begann der Einfluss westlicher Medizin durch britische Ärzte, die sich in Macao und Kanton nieder-ließen. Ende des 19. Jahrhundert verlor die TCM an Be-deutung, da sie zwar bei vielen verschiedenen Leiden erfolgreich war, aber gegen die verbreiteten Epidemien keine Konzepte hatte und auch Operationen unbekannt waren, während sich die westliche Medizin immer mehr durchsetzte.

Mitte des 20. Jahrhunderts forderte die kommunistische Regierung unter **Mao Tse-Tung,** zum Nutzen des Volkes die TCM mit der westlichen Medizin zu verbinden. Er ver-kündete: „Die Volksmedizin ist ein großer Schatz".

Um auch entlegene Dörfer medizinisch zu versorgen, bildete man eine große Zahl von Laienhelfern aus, die sogenannten **„Barfußärzte"** (entsprechen in etwa den Heilpraktikern), die die traditionellen Methoden aus der chinesischen Medizin anwendeten. Oft wurden die Heil-methoden vom Vater auf den Sohn weitergegeben, andere kamen aus allen Berufen, sie impften, versorgten kleinere Verletzungen und behandelten alltägliche, leichtere Krankheiten meist erfolgreich in eigener Verantwortung mit Akupunktur, verschiedenen Kräutern, Massagen....

Dr. med. Ulrich Wolf schrieb 1975 in seinem Ratgeber: „Schmerzfrei durch Akupressur und Akupunktur": *„Die chinesische Erfahrung lehrt, dass Akupunktur von jedermann ausgeübt werden kann. Man muss nicht Medizin studiert haben, um durch Akupunktur sich und anderen Menschen helfen zu können."*

Und so ist die Vorstellung, dass die TCM ausschließlich Ärzten vorbehalten sein sollte, nicht unbedingt richtig.

An den chinesischen Universitäten wird heute neben der naturwissenschaftlich ausgerichteten westlichen Medizin auch die traditionelle chinesische Medizin gelehrt.

Die TCM will mehr als heilen. Werden in der westlichen Medizin vor allem Symptome bewertet und behandelt, versucht die TCM die Konstitution des Menschen zu stärken, um so vorbeugend zu wirken und den „Gesundheitsverlauf" positiv zu beeinflussen.

So steht im **Nei ching:** *„Der wahre Arzt pflegt den Kranken vor der Krankheit"* und *„Medizin nach dem Beginn der Krankheit ist, als grabe man erst einen Brunnen, wenn man durstig ist oder schmiede Waffen, wenn die Schlacht bereits begonnen hat."*

Ärzte wurden im alten China auch nicht für die Heilung der Krankheit, sondern für die Gesunderhaltung des Menschen bezahlt.

Aber auch die Vorbeugung ist ist ein wichtiger Bereich in der TCM. So findet man in vielen Firmen, in Hotels und in Schulen Abbildungen von Akupunkturpunkten, die sich für die Behandlung verschiedener Krankheiten oder Störungen (z.B. müde und brennende Augen; Vorbeugung bei Erkältung,...) mit Akupressur eignen.

Vorbeugung mit Akupressur gegen brennende Augen

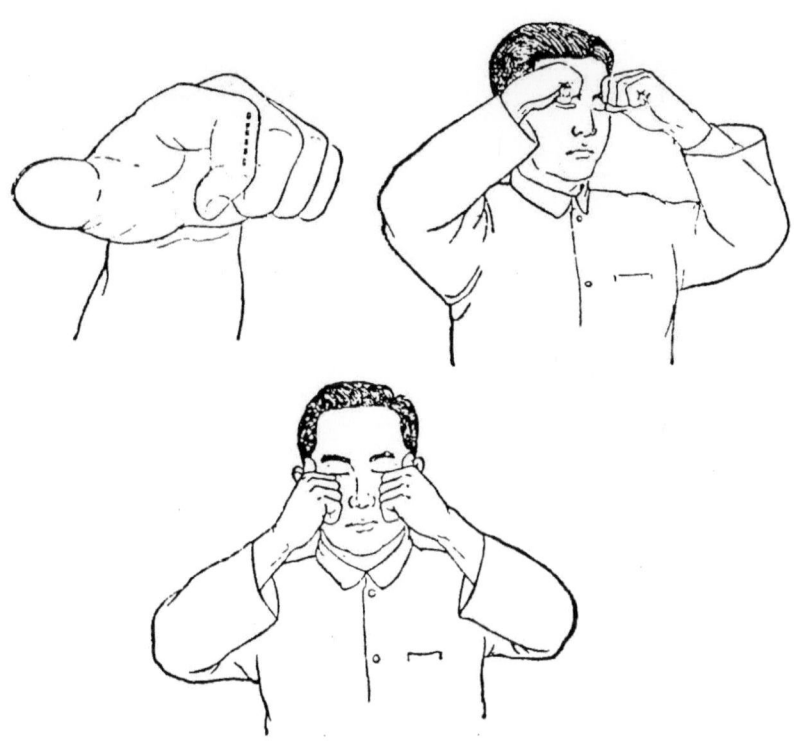

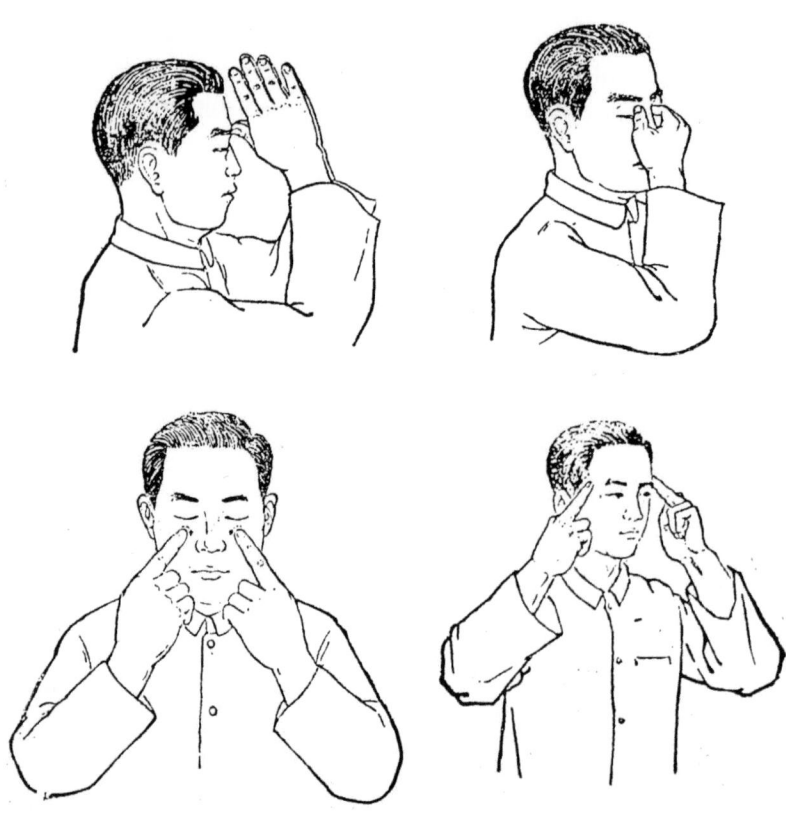

Grundlage der TCM ist die Vorstellung, dass Mikrokosmos und Makrokosmos eins sind und dass alles bestimmten logischen Regeln unterliegt: **„wie im Großen, so im Kleinen".** So gelten diese Regeln nicht nur für den gesamten Kosmos, sondern auch für Mensch und Tier bis in die winzigen Zellen. Dieses ganzheitliche Denken beeinflusst auch die Vorstellung über Krankheiten und ihre Ursachen.

Heute finden wir in China neben den Krankenhäusern mit westlicher auch etwa 10 % mit traditioneller chinesischer Medizin.

Die Gesundheit

Bereits vor mehr als 3000 Jahren erkannte die TCM durch die Beobachtung der Naturkräfte deren Einfluss auf den Menschen in seiner Ganzheitlichkeit.

Der Mensch ist Teil des Kosmos und damit auch abhängig von dessen Einfluss. Ist der Mikrokosmos (Körper) im energetischen Gleichgewicht, kann er die Beeinflussung durch den Makrokosmos (Umwelt) abwehren.

In der TCM sind bestimmte Beschwerden oder eine Erkrankung immer ein Zeichen für eine Störung des gesamten Organismus. So muss die Heilung immer ganzheitlich gesehen werden.

Das heißt also: **Gesundheit ist energetisches Gleichgewicht zwischen Yin und Yang.** Ist dieses Gleichgewicht gestört, entsteht Krankheit.

Eine weitere Voraussetzung für Gesundheit ist **das ungehinderte freie Fließen von Qi, der Lebensenergie,** in sogenannten Meridianen des Körpers.

Das Qi

Nach traditioneller chinesischer Vorstellung ist das Qi (ausgesprochen „tschi") Lebensenergie und der Unterschied zwischen Leben und Tod. Es fließt in sogenannten Meridianen durch den Körper. Die Kraft, die das Qi in den Meridianen bewegt, ist die Atmung. Laotse (500 v. Chr.) beschreibt das Qi wie folgt: **„Qi ist Materie, die man nicht sieht, wie auch Luft Materie ist, die man nicht sieht."**

Qi ist im Erbgut vorgegeben und bereits bei der Geburt vorhanden, wird aber durch Atmung und Nahrung, sowie durch alle Sinneserlebnisse (sehen, hören, riechen, berühren und denken) immer wieder neu hinzu gewonnen.

Wichtig ist die Vorstellung, dass das Qi alle Funktionen und Reaktionen des Körpers beeinflusst. Durch verschiedene Aktivitäten, durch Krankheiten und Verletzungen wird Qi verbraucht. Mit zunehmendem Alter verkleinert sich das Qi, also die Lebenskraft, bis es beim Tod verlöscht.

Mangelnde Aktivität, Frieren, dumpfe, tiefe Schmerzen, eine blasse Hautfarbe, venöse Stauungen oder Ödeme können Zeichen einer **energetischen (Qi-) Leere** sein, während Schwitzen, Rötungen, akute, spitze Schmerzen und eine Übererregbarkeit auf eine **energetische (Qi-) Fülle** hindeuten.

Yin und Yang

TCM beruht auf einem **energetisch-kosmologischen Denken.** So steht der Mensch zwischen Himmel und Erde.

Zwischen Himmel und Erde treten polare Energien, **Yin** und **Yang**, auf. Dabei entspricht das Yin der Erde, Yang dem Himmel. Yin und Yang sind zwei Kräfte, die entgegengesetzt wirken und sich ergänzen. So steht das Yin für alles Weibliche und das Yang für das Männliche. Doch gibt es kein Yang, in dem nicht auch Yin, und kein Yin, in dem nicht auch Yang enthalten ist. Und dieser Zustand ändert sich ständig.

Dieser Kreislauf zwischen Yin und Yang wird dargestellt durch die **Monade**.

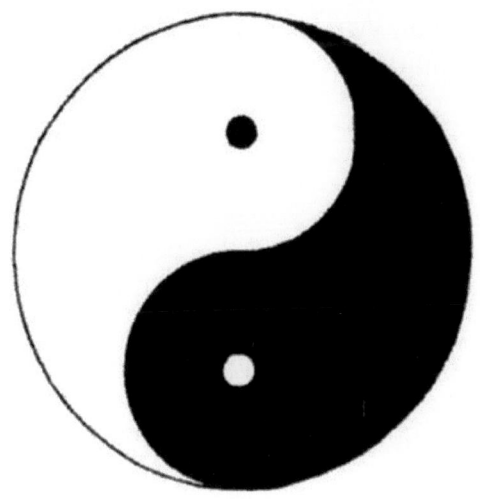

Im Wechselspiel dieser Polarität tritt strömende Energie, das Qi, auf, und es bildet sich eine Ordnung aus: **Ordnung ist an Bewegung und Wandlung gebunden.** Wir finden diese Ordnung auch im menschlichen Organismus. **Was für den Kosmos gilt, gilt auch für den Menschen.**

Yin	Yang
Erde	Himmel
weiblich	männlich
empfangend	gebend
schlafen	wachen
Körper	Geist
Mond	Sonne
Nacht	Tag
Winter	Sommer
Kälte	Hitze
Feuchtigkeit (Blut, Wasser)	Trockenheit
kalte Farben (blau, grün)	warme Farben (rot, gelb orange)
Materie	Energie
Ruhe	Bewegung
innen	außen
unten	oben
vorne	hinten
passiv	aktiv
traurig	heiter

Yin und Yang schaffen ein energetisches Gleichgewicht im Menschen. Um die Harmonie zwischen diesen beiden Kräften und auch zwischen rechter und linker, oberer und unterer Körperhälfte, innerer und äußerer Seite des Körpers aufrecht zu erhalten, zirkuliert die Energie ständig durch den Körper.

Wird an irgendeiner Stelle dieser Energiefluss unterbrochen (sei es durch mechanische Einwirkungen, Verletzungen, Operationen, aber auch durch Verspannungen und Verkrampfungen; letzten Endes auch gestörtes seelisches Verhalten..), so wird das energetische Gleichgewicht gestört und es kommt zur Erkrankung.

Laut TCM führen Störungen im **Yin-Yang-Gleichgewicht** zur Krankheit:
- Es handelt sich um eine Veränderung der Energie zwischen Yin- und Yangorganen
- Es handelt sich um ein Missverhältnis zwischen Energie und Materie
- Es handelt sich um ein Ungleichgewicht zwischen Yang (Anregung) und Yin (Passivität).

Fülle und Leere

Wenn Yin- und Yang- Energie im richtigen Verhältnis durch den Körper fließt, fühlt man sich wohl, ist ausgeglichen und gesund. Wird dieses Verhältnis gestört, sei es durch falsche Ernährung, Unfallfolgen, psychische Stresszustände..., entsteht ein Ungleichgewicht im Yin zu Yang.
Ein **Zuviel** oder **Zuwenig** an Substanz, Energie oder Leistung wird als **Fülle** oder **Leere** bezeichnet.

- So bedeutet **Fülle** eine übersteigerte körperliche oder seelische Reaktion, eine organische Überfunktion, vermehrte Gewebespannung, Blut- und Lymphstauung.

- Bei einem Zustand seelischer und körperlicher Erschöpfung, einer organischen Unterfunktion, Hormonmangel, Anämie,.. handelt es sich um eine **Leere**.

Es gibt drei Füllungsgrade der Energie in den Meridianen: Harmonie, Fülle und Leere.
In Kombination mit Yin und Yang werden vier Allgemeinzustände und Symptomengruppen bezeichnet.
Diese Symptome entsprechen den Kombinationen von **Yang** und **Yin**, **Fülle** und **Leere**.

Dabei muss noch einmal klargestellt werden, da häufig die Begriffspaare „Yin-Yang" und „Fülle-Leere" miteinander verwechselt werden:

Yin und Yang dienen der Unterscheidung von gegensätzlichen Eigenschaften (hell-dunkel...), Verhaltensweisen (laut-leise...) oder Lokalisationen (oben-unten...), während **Fülle und Leere** einen gestörten Zustand (Zuviel oder Zuwenig) beschreiben.

- **Yang – Fülle = Erregung**
  hyperaktive, ruhelose Menschen mit Schlafstörungen, Entzündungssymptomen wie Rötung, Schwellung, Wärme, Schmerz und eingeschränkte Funktion an Haut und Hohlorganen, akutes Fieber,

akute Muskel- und Gelenkschmerzen, krampfende oder klopfende Schmerzen, Muskelkontraktionen, starker Oberflächenpuls. Das Berühren ist schmerzhaft.

- **Yang – Leere = Ermüdung**
  starke Müdigkeit, Schlaflosigkeit, Appetitlosigkeit, kalte und erschlaffte Haut, Kälteempfindlichkeit, Lähmungen, Empfindungsstörungen wie Taubheitsgefühl oder „Ameisenlaufen", Schlaffheit der Muskulatur und der Unterhautgewebes, schwacher Oberflächenpuls

- **Yin – Fülle = Schwäche**
  großes Wärmebedürfnis, Frieren von Innen heraus, blaurote Gesichtsfarbe, ödematöse (nicht gerötete) Schwellungen, Gefäßerweiterungen starker Schleimauswurf, Aufgedunsenheit, dumpfer Schmerz in der Tiefe

- **Yin – Leere = Erschöpfung**
  Abmagerung, Anämie, starke körperliche Erschöpfung, Dyspepsie (Ernährungsstörung), Kälte in der unteren Körperhälfte, allgemeine Gewebeerschlaffung, Schweißausbrüche; Druck wird als angenehm empfunden.

Die Fünf-Elementenlehre

Die fünf Elemente stehen in enger, wechselseitiger Beziehung der Förderung oder Hemmung zu einander. So hat jedes Element ein Gegenelement, jedes beherrscht ein anderes Element und wird gleichzeitig von einem anderen beherrscht.

Die **fünf passiven Speicher- (Yin-) Organe** werden den **fünf Elementen** zugeordnet:

Leber	entspricht	Holz
Herz	entspricht	Feuer
Milz	entspricht	Erde
Lunge	entspricht	Metall
Niere	entspricht	Wasser

Die fünf Wandlungsphasen und ihre Zuordnungen

Elemente	Holz	Feuer	Erde	Metall	Wasser
Yin- Organe	Leber	Herz	Milz	Lunge	Niere
Yang- Organe	Gallenbl.	Dünndarm	Magen	Dickdarm	Blase
Sinne	Augen	Zunge	Mund	Nase	Ohren
Gewebe	Sehnen	Blutgefäße	Muskeln	Haut Körperhaar	Knochen Kopfhaar
Emotionen	Zorn/ Ärger	Freude/ Euphorie	Nach- denklichkeit	Trauer	Angst/ Schreck
Klima	Wind	Hitze	Nässe	Trockenheit	Kälte
Jahres- zeiten	Frühjahr	Sommer	Spät- sommer	Herbst	Winter

Ebenso werden die **fünf aktiven Hohl-(Yang-) Organe** den **fünf Elementen** zugeordnet:

Gallenblase	entspricht	Holz
Dünndarm	entspricht	Feuer
Magen	entspricht	Erde
Dickdarm	entspricht	Metall
Blase	entspricht	Wasser

Die Organzeituhr

In der **traditionellen chinesischen Medizin** (TCM) findet man die Organzeituhr, die diagnostisch und therapeutisch genutzt wird. Sie gibt an, bei welchen den zwölf Hauptmeridianen zugeordnetem Organ zu welchen Stunden die Energie (Qi) am stärksten und wann am schwächsten ist und dadurch am besten auf die Therapie anspricht.

Treten regelmäßig Beschwerden zu bestimmten Tageszeiten auf, wird die Ursache bei dem Organ vermutet, das zu dieser Zeit besonders aktiv ist. So kann die Organzeituhr Hinweise geben, welcher Körperteil betroffen ist.

Dies sind Hinweise, keine Diagnosen! Nehmen Sie aber diese Warnsignale ernst und beugen Sie schlimmeren Erkrankungen vor.

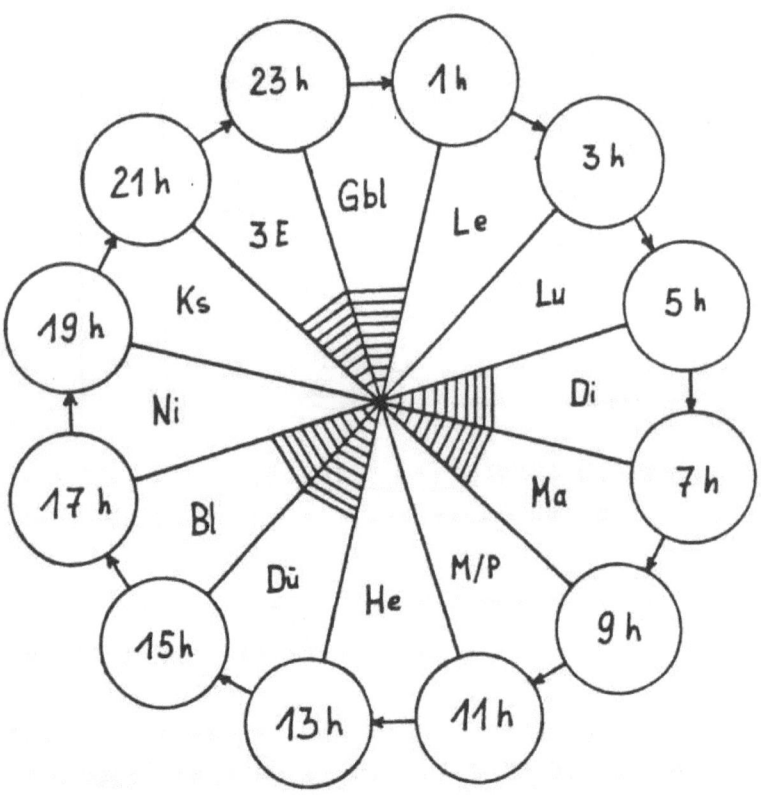

- **1 bis 3 Uhr:** wachen Sie immer zu dieser Zeit auf, leiden unter kalten Händen und Füßen, Schwindel, Übelkeit, Aufstoßen, manchmal auch unter Sehstörungen und depressiven Verstimmungen, ist das **Leber-Qi** gestört.
Saures Essen entspannt die Leber (Früchte, Essig, Zitronensaft), Hühnersuppe, Weizen, Dinkel und Reis wirken positiv. Auf Geräuchertes, Frittiertes, Sahne, Kaffee nach 14 Uhr und Knoblauch sollten Sie verzichten.

24

- **3 bis 5 Uhr:** Beklemmungsgefühle, Husten und Schnarchen in den frühen Morgenstunden, aber auch ein Energiemangel und eine Abwehrschwäche, deuten auf eine Störung im **Lungen-Qi** hin.

- **5 bis 7 Uhr:** Durchfall, Verstopfung, Blähungen und Bauchschmerzen in dieser Zeit deuten auf eine Dickdarmschwäche hin. Da der Dickdarm eine wichtige Funktion für das Immunsystem hat, zeigen häufige Infekte ebenfalls eine Schwäche des Qi an. Da das **Dickdarm-Qi** auch Kiefer und Zähne versorgt, können Zahnschmerzen bei einer Störung auftreten. Als Erste-Hilfe-Maßnahme können Sie den Akupunkturpunkt Di4 kräftig massieren. Weißes Gemüse, Reis und frischer Ingwer stärken das Dickdarm-Qi.

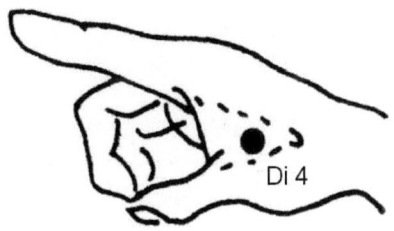

Di 4

- **7 bis 9 Uhr:** Appetitlosigkeit und Nervosität am Morgen deuten auf ein schwaches **Magen-Qi** hin. Übelkeit, Blähungen und Bauchschmerzen oder eine verstopfte Nase können dann noch im Laufe des Tages dazukommen. Unterstützen Sie das Magen-Qi mit wärmendem Kräutertee (Lindenblüten, Fenchel, Hagebutten, Rooibos), den Sie über den Tag verteilt trinken.

- **9 bis 11 Uhr:** Sie können sich nicht konzentrieren? Sie können sich vormittags nicht entscheiden? Sie haben oft vormittags Verdauungsbeschwerden, blasse Lippen und alles schmeckt fade? Sie leiden unter Allergien? Dann ist das **Milz-Qi** zu schwach.
Gut: essen Sie gekochte Karotten, Lauch, Butter, Lamm, Hähnchen und Honig und vermeiden Sie Salate, Zitrusfrüchte, zu viel Salz, Milch und Milchprodukte, trinken Sie nicht zu viel während des Essens.

- **11 bis 13 Uhr:** Sind sie in dieser Zeit unruhig und unkonzentriert? Schlafen Sie schlecht und werden immer vergesslicher? Sind Sie ängstlich oder nervös? Haben Sie Herzklopfen und Kreislaufstörungen? Sind Sie blass (bei einer Qi-Schwäche) oder rot bis violett (bei Qi-Überschuss)? Dann ist der Energiefluss des **Herz-Qi** gestört.

- **13 bis 15 Uhr:** Fühlen Sie sich selbst nach einem kleinen Imbiss gebläht und unwohl, sind unzufrieden, nörgeln ständig, verzetteln sich leicht? Vielleicht liegt es am gestörten **Dünndarm-Qi?** Dabei können die Bitterstoffe in Salaten wie Endivie, Radicchio, Löwenzahn oder Chicoree und Artischocken helfen.

- **15 bis 17 Uhr:** In der TCM verläuft der Blasenmeridian vom Kopf, rechts und links entlang der Wirbelsäule und entlang den Beinen hinten zu den Füßen. Ein gestörter Energiefluss des **Blasen-Qi**

kann besonders nachmittags zu Kopf- oder Schulterschmerzen führen, auch zu häufigem Harndrang, unabhängig von der Tageszeit.
Spargel, Sellerie, Gerste oder Kürbiskerne balancieren das Qi aus und normalisieren die Harnausscheidung.

- **17 bis 19 Uhr:** Auf ein schwaches **Nieren-Qi** deuten Frieren und Kreuzschmerzen am späten Nachmittag , Störungen der Libido (sexuelle Lust) und Angstgefühle hin.

- **19 bis 21 Uhr:** Herzklopfen, Schwindel und Durchblutungsstörungen, aber auch Probleme mit der Wärmeregulation deuten auf eine Blockade des **Kreislauf-Qis** und des **„Dreifach-Erwärmer-Qis"**, der die drei großen Körperhöhlen mit Energie versorgt. Typisch ist auch, wenn Sie stur Ihre Meinung vertreten, oft genervt und depressiv verstimmt sind.

- **23 bis 1 Uhr:** Schlafstörungen um Mitternacht zeigen ein gestörtes **Gallen-Qi** an. Gallenkoliken treten meist um diese Zeit auf. Drei bis fünf Tassen Pfefferminztee, am besten mit frischen Blättern aufgebrüht, über den Tag verteilt getrunken, regulieren das Gallen-Qi.

Die Entstehung von Krankheiten

In der TCM werden Erkrankungen immer als Zeichen einer Störung im Gesamtorganismus gesehen. So ist Körper, Geist und Seele, ebenso wie das Außen und Innen als Einheit zu sehen.

Gesundheit ist das **energetische Gleichgewicht** zwischen **Yin** und **Yang.** Ist dieses Gleichgewicht durch ein Übermaß eines dieser Kräfte gestört, so entsteht Krankheit.

Durch die **Fünf – Elementen – Lehre** werden die Krankheitsursachen und ihre Auswirkungen den entsprechenden Meridianen und Organen zugeordnet.

Wir unterscheiden zwischen

- **äußeren Krankheitsursachen,** die klimatisch bedingt sind wie Wind, Hitze, Trockenheit, Nässe und Kälte

- **inneren Krankheitsursachen,** die psychisch wie Freude, Zorn, Angst und Schrecken, Kummer, Schwermut oder ernährungsbedingt sind

- **Erkrankungen durch Mikroorganismen** wie Bakterien, Viren, Pilze, Parasiten...

- **verschiedene Faktoren** wie Bewegungsmangel, zu starke körperliche Belastungen oder ein Mangel an körperlicher Anstrengung, Unfälle, Ernährungsfehler, Blutstauungen,...

Yin- und Yang- Symptome bei Schwäche- oder Füllestörungen

Yin-Symptome	Yang-Symptome
Unterfunktion	Überfunktion
Hypotonie	Hypertonie
Durchfall	Verstopfung
Verlangen nach Heißem	Verlangen nach Kaltem
Frieren	Hitze, Schwitzen
Blässe, Mangeldurchblutung	Rötung, Blutfülle
Taubheitsgefühl	Schmerzen
Lähmungen	Krämpfe
Depression	Aggression
Degeneration	Entzündung
chronische Krankheiten	Allergien

Schmerzen

dumpf, in der Tiefe	akut, oberflächlich,
chronisch, ausgebreitet	heftig, stechend, spitz
anhaltend	punktuell, krampfend
	klopfend

Wärme	bessert	verschlechtert
Kälte	verschlechtert	bessert
Bewegung	bessert	verschlechtert
Ruhe	verschlechtert	bessert
Druck	bessert	verschlechtert
Entlastung	verschlechtert	bessert

Für die Therapie gilt: Yang-Krankheiten werden mit Yin (z.B. Kälte, Ruhe, auch Eisstückchen auf AP - Punkte), sowie Yin-Krankheiten mit Yang (z.B. Moxa, Wärme, Rotlicht, Bewegung, Massage) therapiert.

Die Meridiane

Meridiane sind Leitbahnen, in denen Energie in eine bestimmte Richtung fließt und zwar von Punkt 1 bis zum höchsten Punkt des Meridians. Die Punkte für jedes Organ und für die einzelnen Funktionssysteme wie Atmung, Kreislauf, Verdauung usw. liegen auf ebendiesen Meridianen.

Wir beschäftigen uns hier mit den 14 Hauptmeridianen, von denen 12 symmetrisch auf der rechten und linken Körperhälfte und je einer in der vorderen und hinteren Mittellinie des Körpers liegen.

Die **Yang-Meridiane** verwandeln die zugeführten Stoffe in Energie. während die **Yin-Meridiane** die Energie speichern.

Es gibt 6 Yin- und 6 Yang-Meridiane.

Yin-Meridiane (Speicherorgane) speichern Energie, ohne etwas zu befördern.

- **Milz-Pankreas-Meridian (MP)**
  Funktion: Lebenslust und Kreativität; stärkste Yin-Kraft, verantwortlich für Transport und Umwandlung, Einfluss auf Viskosität des Blutes, wird als Funktionseinheit Milz + Pankreas zusammengefasst. Er versorgt Milz und Pankreas, Keimdrüsen, Fett- und Bindegewebe, Lymphe und Lymphsystem (alle lymphatischen Organe wie Lymphbahnen, Lymphknoten, Mandeln, mit Ausnahme des Thymus) mit Energie.
  Das zugehörige Sinnesorgan ist der **Mund,** das

entsprechende Gefühl ist **Nachdenklichkeit.**
Zugehöriger Yangmeridian: **Ma**

- **Herz-Meridian (He)**
  Funktion: Liebe und Versöhnung; Bewusstsein, Angstfreiheit, „seelische Verbindung" zu den anderen Meridianen, zuständig für Blut und Blutgefäße. Er versorgt Herz, Herzbeutel und Herzkranzgefässe, Brustkorb und Brustraum, die Arme, Schweiß, Schweißdrüsen und den Tastsinn mit Energie. Das zugehörige Sinnesorgan ist die **Zunge,** das entsprechende Gefühl ist **Freude.**
  Zugehöriger Yangmeridian: **Dü**

- **Lungen-Meridian (Lu)**
  Funktion: Atmung und Austausch mit der Umwelt. Er versorgt Atemwege, Lunge, Haut und Haare, Arme und Hände, Talgdrüsen, Geruch und Schleimproduktion mit Energie. Das zugehörige Sinnesorgan ist die **Nase,** das entsprechende Gefühl ist **Kummer** und **Melancholie.**
  Zugehöriger Yangmeridian: **Di**

- **Leber-Meridian (Le)**
  Funktion: Er steuert die Funktionen des Stoffwechsels, der Muskeln und Organe, der Verdauungsorgane, der Sexualität. Er versorgt die Leber, den Sehvorgang der Augen, Blut, Hypophyse, Epiphyse , Hüfte und Oberschenkel mit Energie. Die zugehörigen Sinnesorgane sind die **Augen,** die entsprechenden Gefühle sind **Ärger** und **Aggression/Depression.**
  Zugehöriger Yangmeridian: **Ga**

- **Nieren-Meridian (Ni)**
  Funktion: Wirkung auf den Hormonhaushalt, den Urogenital- und Verdauungstrakt. Er versorgt mit seiner Energie Nieren, den Urin, Knochen und Gelenke, die äußeren Genitalien und die sekundären Geschlechtsmerkmale, die Beininnenseite, die Nebennieren und das Gehör. Die zugehörigen Sinnesorgane sind die **Ohren,** die entsprechenden Gefühle sind **Angst** und **Furcht.**
  Zugehöriger Yangmeridian: **Bl**

- **Kreislauf-Sexus-Meridian (KS), auch Perikard-Meridian (P) oder Meister des Herzens (MH) genannt**
  Funktion: ist an allen Organfunktionen beteiligt und hat dadurch eine Steuerungsfunktion; eine Versorgungs- und Ausscheidungsfunktion und regelt die Sexualität, Schutzfunktion für Herz und Kreislauf, Harmonisierung energetischer Abläufe im Körper. Brustmuskulatur, Beugesehnen im Bereich der Arme, Blut, Arterien und Venen, Kreislauf, Blutdruck, Herzmuskel und Perikard werden mit Energie versorgt.
  Zugehöriger Yangmeridian: **3E**

Yang-Meridiane (Hohlorgane) transportieren die Nahrung, ohne zu speichern.

- **Magen-Meridian (Ma)**
  Funktion: Aufnahme und Verarbeitung der Nahrung, Selbstbewusstsein. Er versorgt Magen, Speiseröhre, Mund mit Lippen, Zunge und Zähne mit Energie, ebenso Speicheldrüsen und Drüsen der Magenschleimhaut, Speichel und Magensäfte, den Geschmack, die Bauchseite des Körpers.
  Der Magenmeridian hat einen starken Bezug zu **Gefühlen** (Liebe geht durch den Magen...) wie Liebe, Zuneigung, Geborgenheit, Zufriedenheit, aber auch zu Ekel, Gier, Bitterkeit und Enttäuschung. Alle diese Gefühle gehen einher mit Empfindungen wie Fülle und Leere, Sättigung oder Hunger

- **Dünndarm-Meridian (Dü)**
  Funktion: Er versorgt Dünndarm, Mesenterium (Gekröse, Eingeweide), Kiefer, Gaumen, Kehlkopf und Stimmbänder, Verdauungsdrüsen und ihre Säfte, zusammen mit dem Herzmeridian die Schweißproduktion, die Arme außen, Kopf und Thalamus.

- **Dickdarm-Meridian (Di)**
  Funktion: Selbstsicherheit und Selbstwert; Ausscheidung, Reinigung und Selbsterneuerung, Erhaltung des Gleichgewichts der Körpersäfte, Energieversorgung von Dickdarm, Mastdarm und After, Schleimhaut, Schleimdrüsen und Schleim, Thymusdrüse und dadurch das Immunsystem. Er versorgt Schulter, Hals und Nacken

- **Gallenblasen-Meridian (Gb)**
  Funktion: Leber und Gallenblase gehören anatomisch, physiologisch und energetisch zusammen. Die Gallenblase wurde in alten Schriften verglichen mit dem obersten Beamten einer Regierung; hier soll der Mut seinen Sitz haben. Er hat eine starke spasmolytische (entkrampfende) Wirkung. Der Gb versorgt Gallenblase, Gallengänge und Galle, Gehirn, Gehirnzentren, Rückenmark und Liquor mit Energie, den seitlichen Kopf- und Nackenbereich, Hüftgelenk und äußere Beinmuskulatur

- **Blasen-Meridian (Bl)**
  Funktion: Alle Zustimmungspunkte liegen auf dem Blasenmeridian, dadurch hat er einen starken Bezug zu inneren Organen. Er versorgt die Rücken- und Beugemuskulatur der Beine, Blase und Harnwege, Prostata, Nervensystem + Reflexe, die Rückseite, Tränen und Tränendrüsen

- **Dreifacherwärmer-Meridian (3E)**
  Funktion: Koordinierung der Organe in den drei Körperhöhlen: Atmungs-, Verdauungs- und Urogenitaltrakt (Sexualität) und somit den Stoffwechsel und die hormonelle Regulation. Der 3E versorgt Schilddrüse und Nebenschilddrüse mit Energie, ebenso die Medulla oblongata (verlängertes Rückenmark), Nacken und Hinterkopf, Ellbogen und Schultergelenk, Milz, Leber, Solarplexus und Zentralnervensystem. Er steuert die Tätigkeit der Atmungs-, Verdauungs- und Urogenitalorgane, sowie das Gehör.

Zu den **unpaaren (einzelnen) Meridianen** zählen

- **Konzeptionsgefäß (KG) chin.: Ren Mai, auf der vorderen Mittellinie**
  Funktion: „Mutter des Yin", gilt als Kraftreservoir der Yin-Meridiane, sediert (beruhigt) den LG; verschiedene MuPunkte liegen am KG

- **Lenkergefäß (LG) chin.: Du Mai, auf der hinteren Mittellinie**
  Funktion: „Vater des Yang", unspezifische, stimulierende (anregende) Reizung des Zentralnervensystems, der Psyche, aller Organe und den Sexualbereich. Tonisierung bewirkt eine Sedierung des KG.

Yin- und Yang-Organe stehen in einer Beziehung zueinander, können sich also positiv oder negativ beeinflussen. Wenn beide in einem harmonischen Gleichgewicht sind, ist unveränderliche Gesundheit gewährleistet.

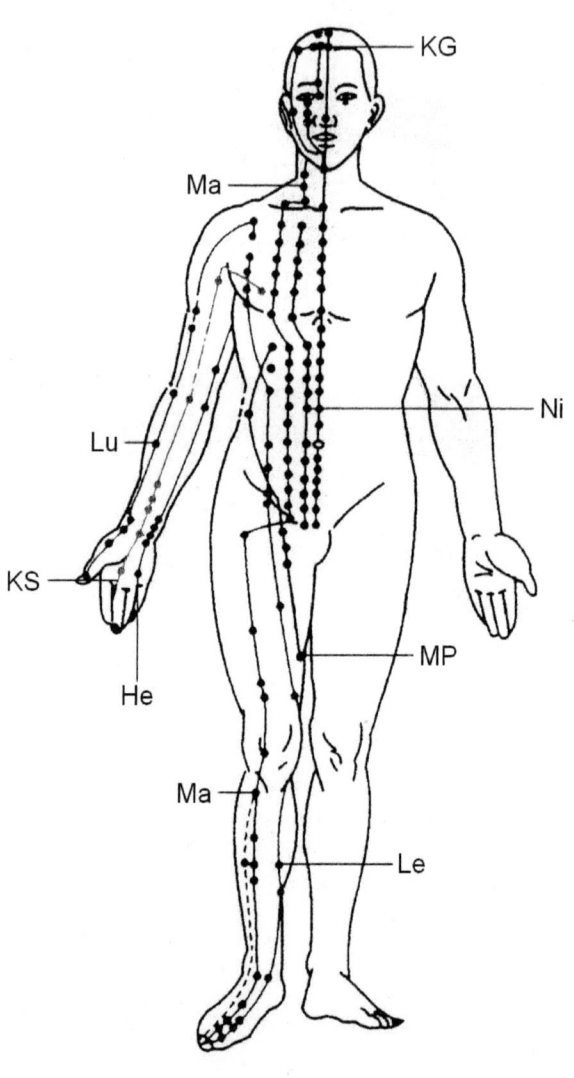

KG

Ma

Ni

Lu

KS

He

MP

Ma

Le

36

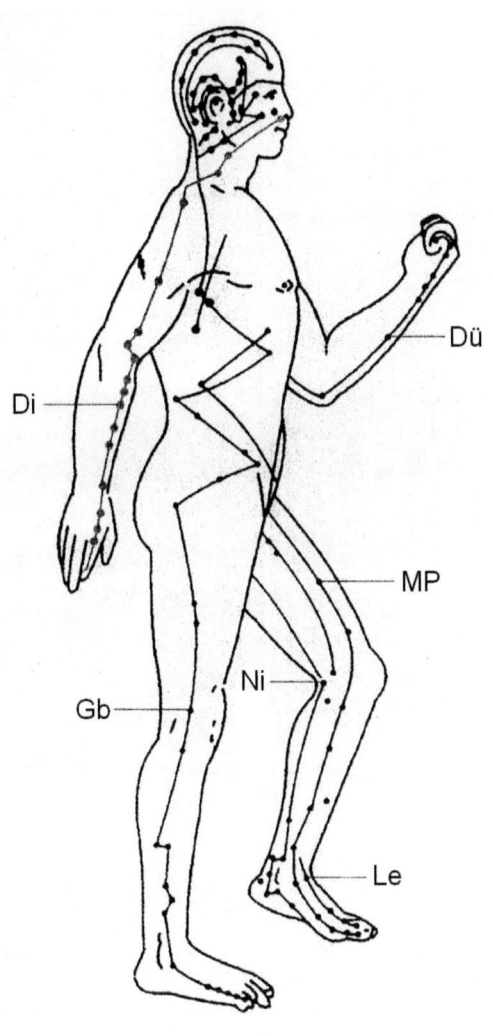

Dü

Di

MP

Ni

Gb

Le

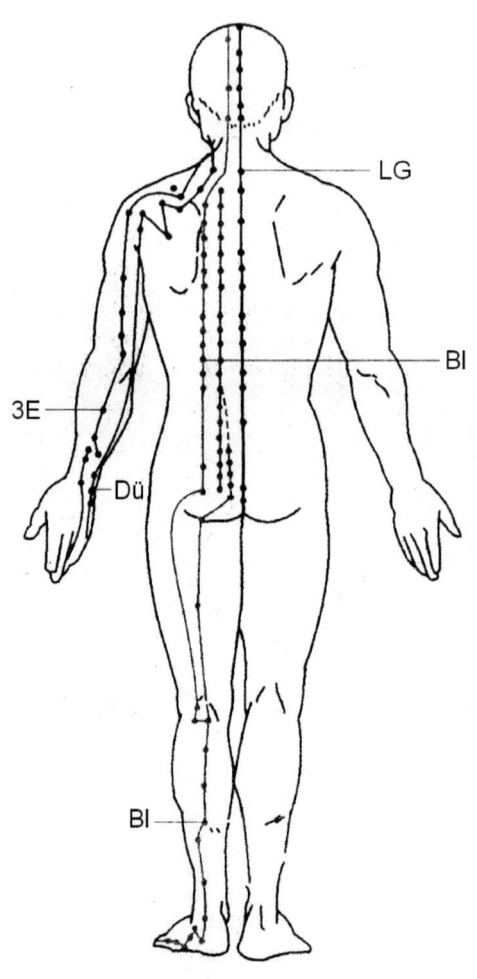

LG

BI

3E

Dü

BI

Yang-Meridiane sind **aktive Meridiane,** werden den Hohlorganen oder schlauchartigen Organen zugeordnet, die eine Verbindung mit außen haben. Sie verlaufen jeweils an der Außenseite der Extremitäten, d.h. sie sind der „Sonne" zugekehrt.

So finden wir an der Außenseite der Arme die drei kurzen Yang-Meridiane **Di, 3E, Dü,** die an den Fingern beginnen und im Gesicht enden und an der Außenseite der Beine die drei langen Yang-Meridiane **Bl, Gb, Ma,** die im Gesicht beginnen und an den Zehen enden.

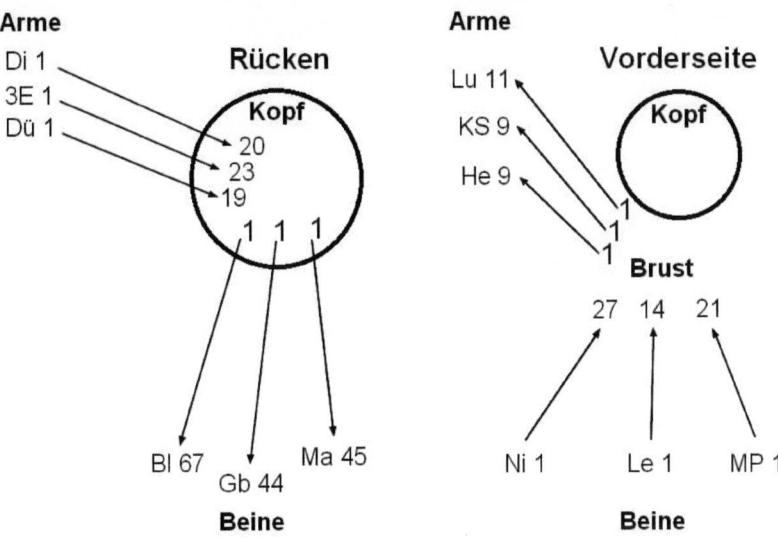

Yin-Meridiane sind **passive Meridiane** und werden den **„Speicher"-Organen** zugeordnet, d.h. sie stehen in Verbindung mit den empfindlicheren, stets mit Blut gefüllten Organen und verlaufen an der Innenseite der Extremitäten und liegen also auf der „Schattenseite" des Körpers.

Die langen Yin-Meridiane sind **MP, Le, Ni,** verlaufen an der Innenseite der Beine, beginnen an den Zehen und enden am Brustkorb, während die kurzen Yin-Meridiane **Lu, KS, He** an der Innenseite der Arme liegen, am Brustkorb beginnen und an den Fingern enden.

Zwei Meridiane gehören jeweils zusammen und bilden ein **Meridianpaar**, von dem einer **Yin-Energie**, der andere **Yang-Energie** enthält .Alle Meridiane stehen untereinander in Verbindung und bilden einen **Energie-kreislauf**.

Durch **Passagepunkte** (Lo-Punkte) werden die Meridiane miteinander verbunden.

Die Akupunkturpunkte

In der TCM bedeuten die Akupunkturpunkte „kleine Öffnungen des Qi" und haben einen Namen, der auf die Funktion hinweist, während westliche Akupunkteure die Punkte nach ihrer Lage auf den Meridianen benennen.

Akupunkturpunkte sind Punkte auf den Meridianen,
- die topografisch genau festgelegt sind
- die eine veränderte Empfindlichkeit haben oder drucksensibel (druckempfindlich) sind
- die einen anderen Quellungszustand als die Umgebung haben
- die meist wärmer als die Umgebung sind (zu messen mit einem Gerät, das die Infrarot – Abstrahlung misst)

- deren elektrischer Hautwiderstand verändert ist (zu messen mit einem Hautwiderstandsmessgerät = Punktsuchgerät). Das wird jedoch von einigen Wissenschaftlern bezweifelt
- die den Energiefluss im zugehörigen Meridian steuern und
- andere Meridiane nach den entsprechenden Regeln beeinflussen
- sie wirken analgetisch (schmerzlindernd)
- regulierend auf das vegetative Nervensystem
- homöostatisch (normalisierend auf verschiedene Funktionen des Körpers)
- immunstimulierend
- psychisch (sedierend, tonisierend)
- ev. antiparetisch (gegen halbe Lähmungen, Schwächen), antikonvulsiv (gegen Zuckungen)
- sie wirken immer auch unmittelbar auf die Umgebung.

Man findet die **oberflächlich** liegenden Punkte durch **Palpation** (betasten), durch Messung des **Hautwiderstandes** oder der **Infrarotabstrahlung** mit einem speziellen **Punktsuchgerät** an anatomisch genau festgelegten Arealen.

Die speziellen Akupunkturpunkte

Auf jedem Meridian gibt es spezielle Punkte, die eine besondere Wirkung oder einen bestimmten Einfluss haben.

- **Die Tonisierungspunkte** liegen auf ihren zugehörigen Meridianen und verstärken deren Energie.

Lu 9, Di 11, Ma 41, Dü 3, Bl 67, Ni 7, 3E 3, Le 8

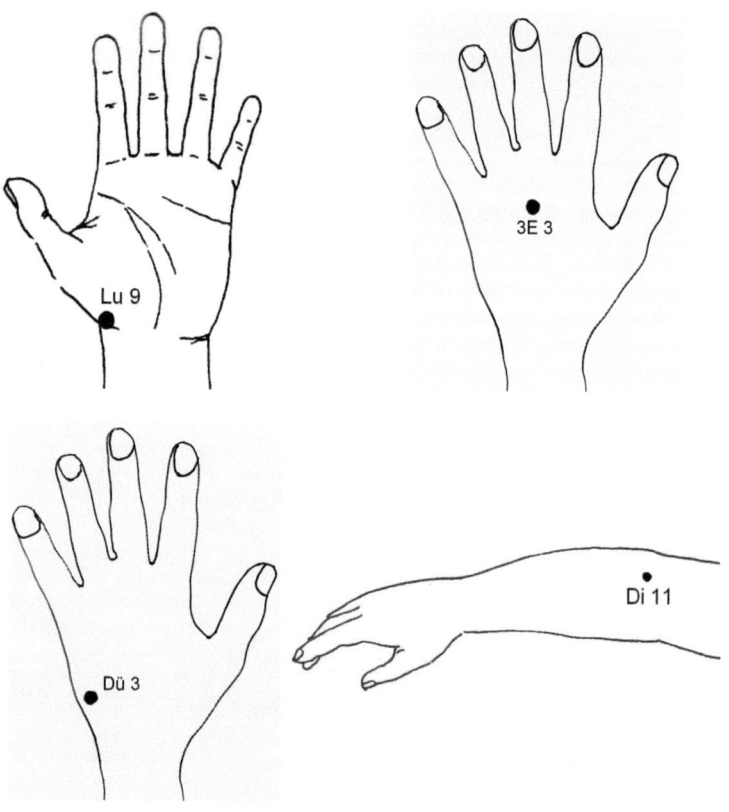

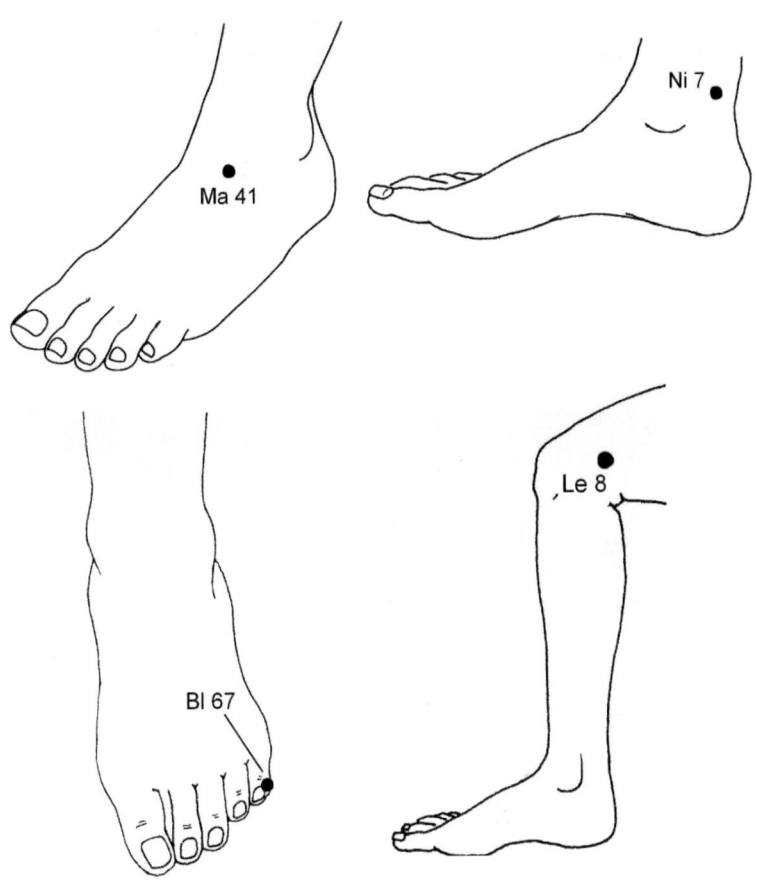

- Um die Energie im gesamten Körper anzuregen, bieten sich, z.B. bei Müdigkeit, folgende Punkte zur Moxibustion an: MP 6, Ma 36, KG 6, 8 +12, LG 4, Bl 38, Di 10

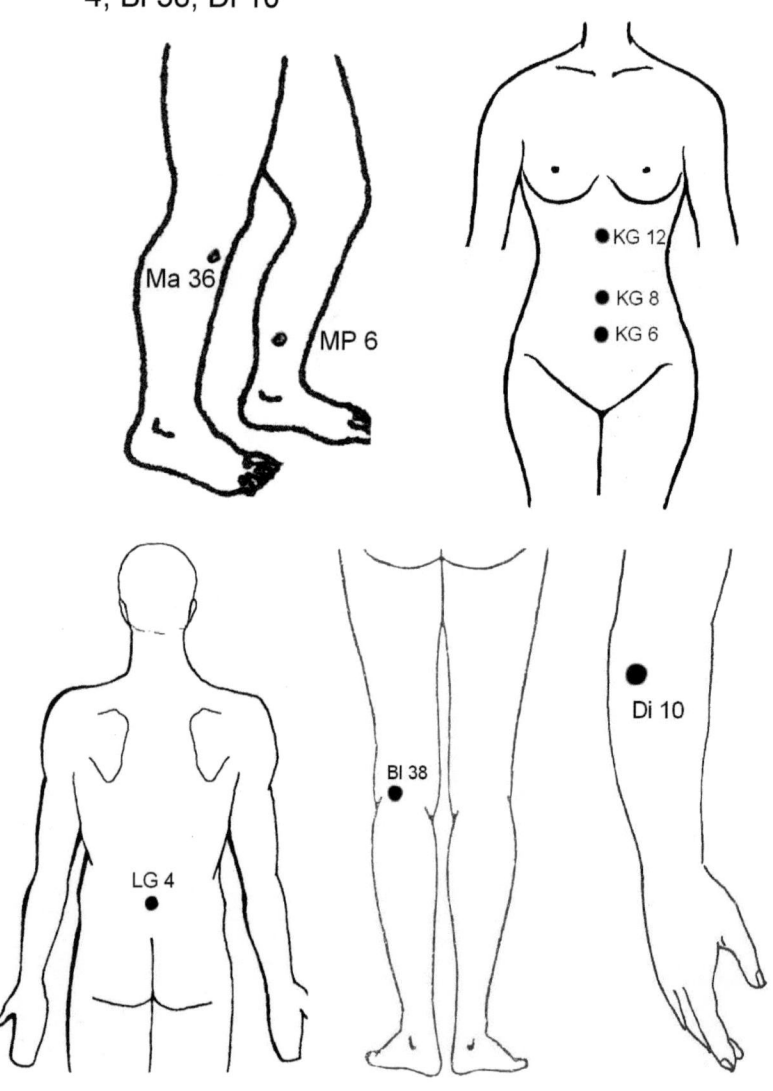

- Die **Sedierungspunkte** leiten Energie-Fülle von den betreffenden Organen oder Meridianen ab, es kommt zu einer Beruhigung in den entsprechenden Organsystemen.

Bei Übererregung haben folgende Punkte eine beruhigende Wirkung: KS 6, Le 3. Di 4, KG 17

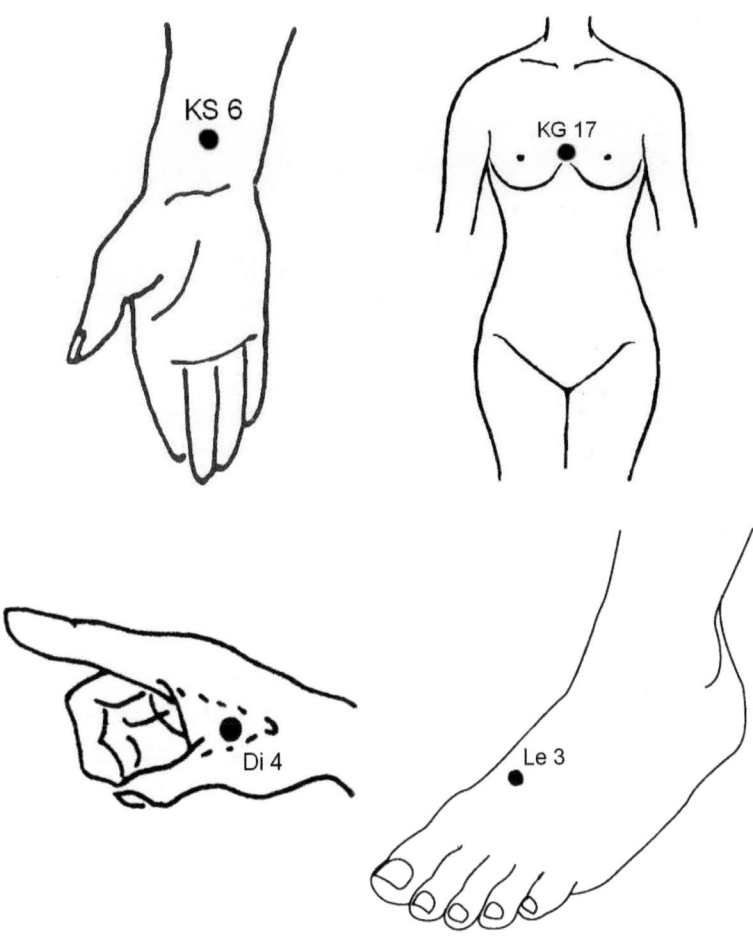

- **Die Yuan- (Quell-) Punkte** sind unterstützende Punkte und gelten als Verstärker für die Wirkung der Tonisierungs- und Sedierungspunkte und das Zu-, Durch- und Abfließen der Energie in den Meridianen

- **Die Lo-Punkte (Luo-, Passage-, Durchgangs- punkte)** sind „Kurzschlüsse" zwischen zwei ge- koppelten Meridianen und Kreuzungspunkte mehrerer Meridiane. Nach den Regeln der Aku- punktur leiten sie das Qi von einem Meridian direkt zum Partnermeridian um.

  Sie liegen meist in Gebieten mit ausgeprägter Muskulatur oder enger Beziehung zu Faszien und Sehnen, dadurch ist eine besondere Beziehung zum Bewegungsapparat vorgegeben. Die Reizung des Punktes (mit Nadel oder durch andere Methoden) entspannt die Muskulatur und lockert Verhärtungen und Verknotungen im Bindegewebe. Daher sind die Punkte besonders geeignet bei deutlicher Muskelverspannung entlang des Meri- dians.

- **Die Mu- (Alarm-, Herolds-) Punkte** liegen nicht auf den zugehörigen Meridianen, sondern ventral (auf der Bauchseite), meist über dem erkrankten Organ, während Alarmpunkte am Kopf auch eine Fernwirkung haben.

Sie besitzen eine besondere Bedeutung für die **Diagnostik**: Sie sind bei akuten und chronischen Erkrankungen der inneren Organe spontan schmerzhaft bis druckdolent (druckschmerzhaft) oder können eine veränderte tastbare Konsistenz haben.

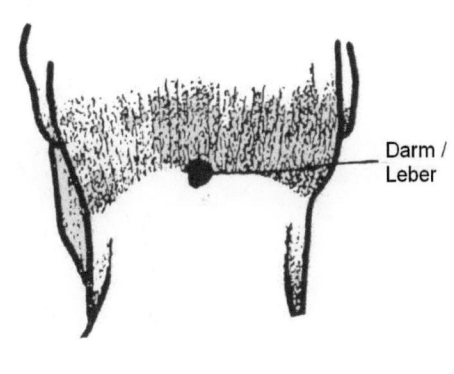

Darm / Leber

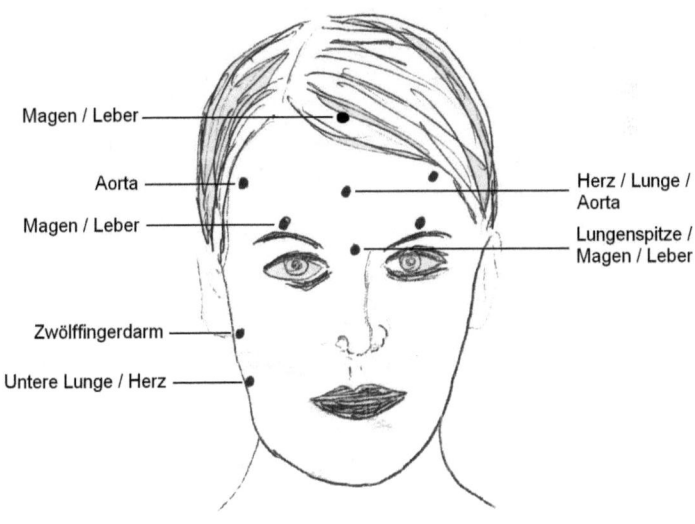

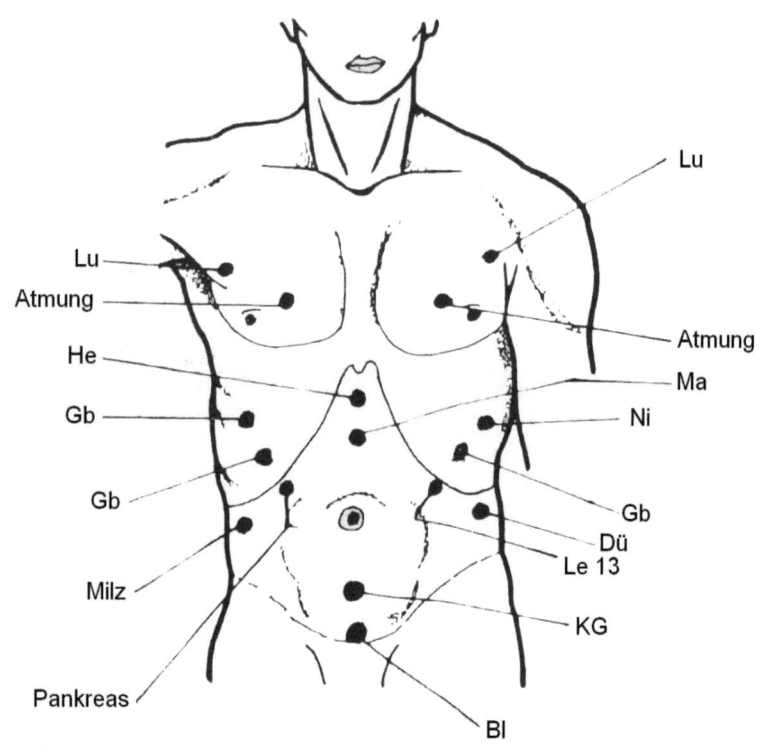

Lunge	Lu 1	Niere	Gb 25
Dickdarm	Ma 25	Kreislauf/Sexus	KG 17, KS 7
Magen	KG 12	3Erwärmer	KG 5
Milz/Pankreas	Le 13	Gallenblase	Gb 23, Gb 24
Herz	KG 14	Leber	Le 14
Dünndarm	KG 4	Konzeptionsgefäß	KG 6
Blase	KG 3		

- **Die Shu- (Zustimmungs-, Yu-) Punkte** liegen paravertebral (neben der Wirbelsäule) neben den Dornfortsätzen der Wirbel auf dem inneren (medialen) Ast des Blasenmeridians, etwa auf gleicher Höhe mit den Ganglien des Grenzstrangs. Der Grenzstrang stellt eine Grenze dar zwischen ZNS (Zentralnervensystem) und peripherem NS. (Nervensystem).
Je ein sensibler und ein motorischer Nerv tritt aus der Wirbelsäule aus und wird über das Ganglion in mehrere Äste unterteilt, die die einzelnen Gewebearten versorgen (Myotom=Muskelbereich, Dermatom=Hautbereich, innere Organe). So können Wirbelfehlstellungen und Blockierungen die Shu-Punkte mechanisch reizen und die zugehörigen Organe irritieren.

Der Shu-Punkt stellt die kürzeste Verbindung zwischen Haut und innerem Organ dar. Shu- Punkt, Meridian und Organ bilden eine energetische Einheit. Sie haben eine **sympathikotone** (Erhöhung der Erregbarkeit des Sympathikus) Wirkung.

Die Shu-Punkte erkrankter Organe sind meist durch Palpation (Untersuchung durch betasten) leicht auffindbar, da sie dann druckempfindlich sind.

Shu-Punkte eignen sich besonders gut für Moxa!

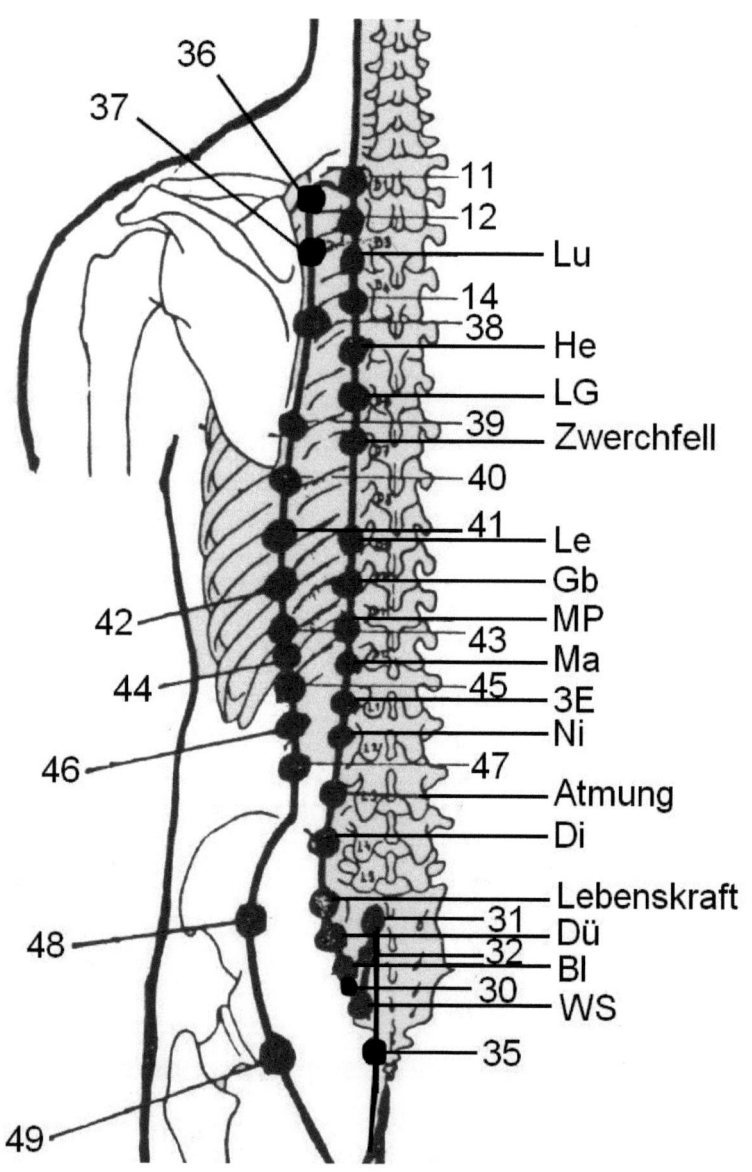

36
37
11
12
Lu
14
38
He
LG
39
Zwerchfell
40
41
Le
Gb
MP
42
43
Ma
44
45
3E
Ni
46
47
Atmung
Di
Lebenskraft
31
Dü
48
32
Bl
30
WS
35
49

Bl 13 =	Shu-Punkt der Lunge
Bl 15 =	Shu-Punkt des Herzens
Bl 16 =	Shu-Punkt des Lenkergefäßes
Bl 17 =	Shu-Punkt des Zwerchfells + Meister des Blutes (Anämiepunkt)
Bl 18 =	Shu-Punkt der Leber
Bl 19 =	Shu-Punkt der Gallenblase
Bl 20 =	Shu-Punkt der Milz + Pankreas
Bl 21 =	Shu-Punkt des Magens
Bl 22 =	Shu-Punkt zu 3 – Erwärmer
Bl 23 =	Shu-Punkt der Niere
Bl 24 =	Shu-Punkt der Atmung
Bl 25 =	Shu-Punkt des Dickdarms
Bl 26 =	Shu-Punkt der Lebenskraft
Bl 27 =	Shu-Punkt des Dünndarms
Bl 28 =	Shu-Punkt der Blase
Bl 29 =	Shu-Punkt der Wirbelsäule

- **Ting-Punkte** sind Anfangs- oder Endpunkte der Meridiane und befinden sich an den Nagelfalzwinkeln von Zehen und Fingern. Hier tritt Energie in die Yang-Meridiane ein und fließt bei den Yin-Meridianen aus dem Meridianen aus.
Sie haben Schleusenfunktion, d.h. sie schließen und öffnen die Meridiane und verhelfen so den anderen Punkten zu ihrer vollen Wirksamkeit.
Sie haben eine **energieanregende** Wirkung.

Ting-Punkte Fuß　　　　　　　**Ting-Punkte Hand**

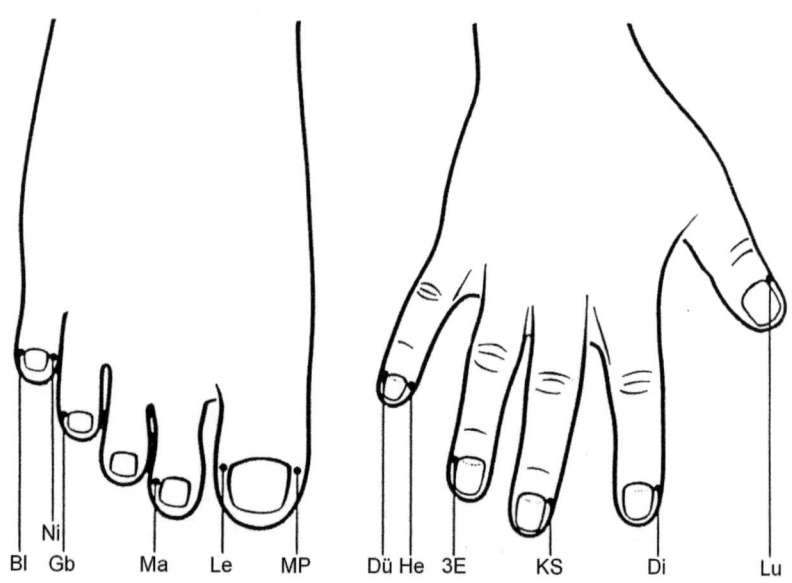

Ni
Bl　Gb　　Ma　Le　MP　　Dü He 3E　　KS　　Di　　　Lu

- **Ah-Shi-Punkte** sind druckschmerzhafte Punkte in der Muskulatur und an den Sehnenansätzen, die nicht auf einem Meridian liegen. Sie sind meist in den verspannten Muskeln von Nacken, Rücken und Schultern zu finden, aber sie können individuell auch in anderen Muskeln auftreten und sind leicht aufzufinden.

In der westlichen Medizin kann man sie in etwa mit den **„Triggerpoints"** vergleichen.

Die Behandlung dieser Punkte mit Moxa ist meist sehr erfolgversprechend.

- **„Notfall-Punkte"** sind Punkte, die eine sehr starke Wirkung auf den Organismus haben, sei es auf den Kreislauf, bei Ohnmachten, bei Krämpfen.. Sie werden meist gestochen (also für Fachleute!) oder mit dem Fingernagel stark stimuliert,

LG 26 genau mittig in der Furche zwischen Nase und Oberlippe: bei psychischer Erregung, bei Ohnmachten, bei Krampfanfällen

Ni 1 auf der Fußsohle: Bewusstlosigkeit, Krämpfe, Epilepsie, psychische Erregungszustände

KS 9 Ting-Punkt Herzbeschwerden

KS 3 in der Ellenbeuge: Herzanfall, Krampfanfälle, Bewusstlosigkeit

He 9 Tingpunkt Wiederbelebung bei Bewusstlosigkeit

LG 25 Nasenspitze: ich gebe diese Information so weiter, wie ich es bei einer Hospitation in einer chinesischen Praxis gesehen habe, jedoch bis jetzt keine Studie darüber gefunden habe.

Bei Nichtansprechbarkeit durch zu viel Alkohol oder wenn sich das Aufwachen nach einer Narkose verspätet, wird der LG 25 mit einer AP-Nadel gestochen. Vorsicht! Es kann zu starkem Erbrechen führen.

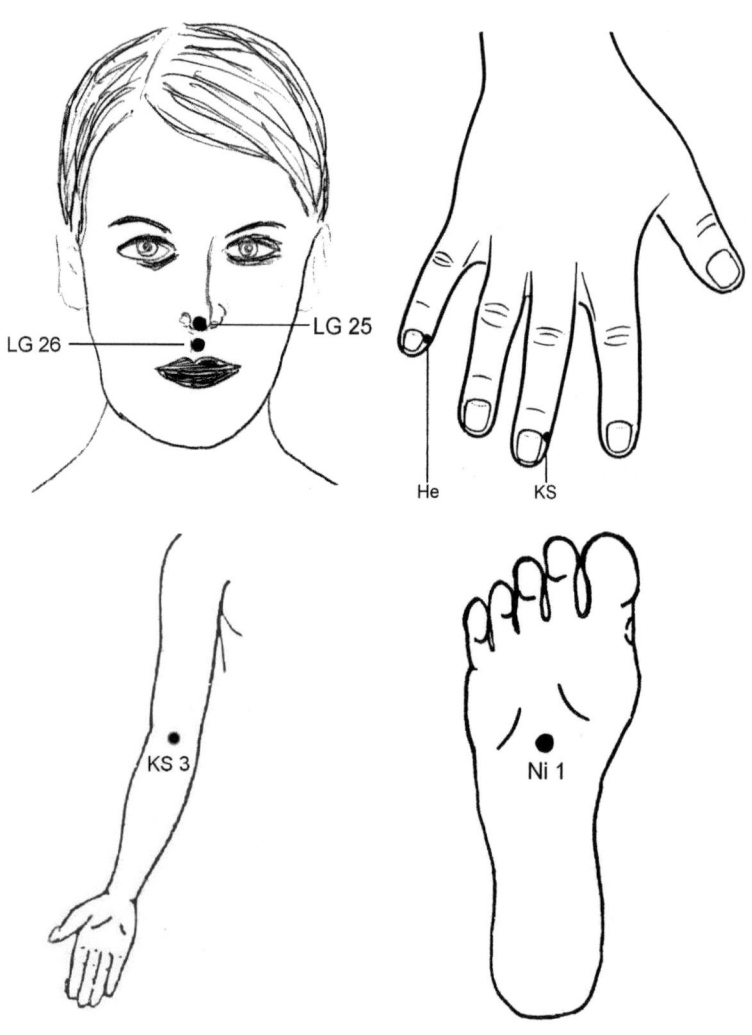

- Die **Ohrakupunkturpunkte** sind meist **Alarm-punkte. Spontan schmerzhafte Punkte** werden **nicht genadelt**, sondern massiert.

Dr. Paul Nogier hat die **Ohrakupunktur** (Auriculotherapie) im Westen weiterentwickelt. Er entdeckte die holistische (das Ganze betreffend) Projektion der Körper- und Organsysteme in der Ohrmuschel. Sämtliche Organe und Körperzonen können über diese Zonen im Ohr beeinflusst werden und umgekehrt. So können Ohrschmuck, Tätowierungen, Narben...durchaus zu Störfeldern werden.

Forscher gehen davon aus, dass es besondere Leitungsbahnen zwischen Ohr und Gehirn gibt. Es wird behauptet, dass die Behandlung von Krankheiten des ZNS (Zentralnervensystems)
- über das Ohr schneller wirkt, als über die Körperakupunktur.

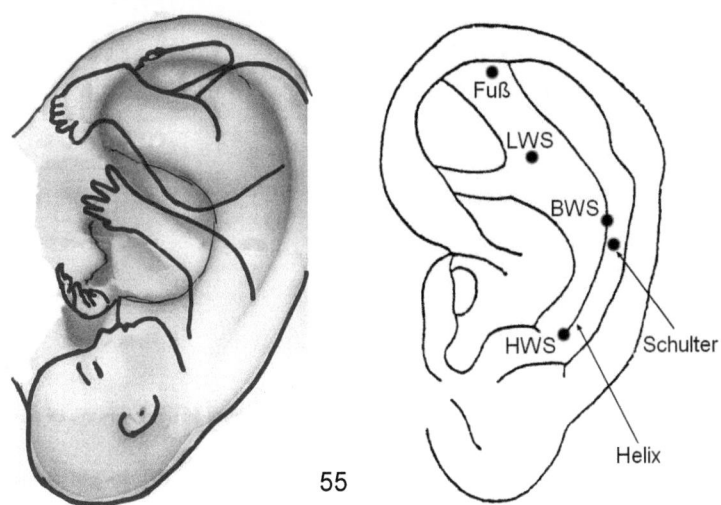

55

Was ist Moxibustion?

Moxibustion wird auch als Moxa-Therapie oder kurz als Moxen bezeichnet und beruht auf den Prinzipien der Akupunktur und der TCM. Diese Therapie stammt aus dem kälteren Norden Chinas, wird aber auch in Korea und Japan in dieser oder ähnlicher Form angewendet.

Darunter versteht man das Erwärmen von speziellen Akupunkturpunkten des Körpers, wodurch der Energiefluss angeregt und energetischen Leere- und Kältezuständen entgegen gewirkt wird.

In der wissenschaftlichen Medizin des Westens wird vermutet, dass beim Moxen Nervenenden der Haut Hypophyse (Hirnanhangdrüse) und Nebennieren anregen Hormone auszuschütten.

Huang-fu Mi (215 – 282 n. Chr.) beschrieb im „**Chia-i-ching** Akupunktur und Moxibustion und **Wang T'oa** (752) empfiehlt Moxibustion statt Akupunktur. „**Der Gebrauch der Nadeln und Moxa**" schrieb **Kao-Qu** (1522 – 1567) und 1798 erschien „**Das leichte Studium von Nadeln und Moxa**" in drei Bänden.

Neben Akupunkturschulen wurden auch Moxaschulen gegründet, die sich regelrechte Machtkämpfe um die „richtige Ausübung der Moxibustion". Wahrscheinlich war das der Grund, dass Moxa während der Ming- und Qing-Dynastie (1398-1911) nicht mehr so intensiv angewandt wurde.

Jesuiten aus Portugal berichteten bereits im 16. Jahrhundert von einer Behandlungsform mit „Feuerknöpfen", und 1712 veröffentlichte **Engelbert Kaempfer** in

„Amoenitates Exotica" einen Aufsatz über 60 Moxibustionspunkte in Japan.

Bettina Schröder schrieb in ihrer Diplomarbeit über TCM:
*„Im **„Ling Shu"**, einem Teil des **„Nei Jing"** werden die Grundlagen der Nadel- und Moxatherapie beschrieben und bei regelrechter Ausübung eine „magische Wirkung" versprochen.*

"Bleiben sowohl Yin als auch Yang im Zustand der Leere, muss Feuer angewandt werden.....Ist der Puls gesunken, soll das Feuer an die Reihe kommen. Sind die Nebengefäße fest und gespannt, sollen sie durchs Feuer behandelt werden."

Gemeint ist, dass durch die Behandlung mit Moxa in erster Linie Wärme (Yang) zugeführt wird. Durch Moxa bessert sich aber auch ein schwacher Puls, sowie der Kreislauf von Blut- und Qi.

*Im **"Ben Cao Hieu Cong Xin"**, einem klassischen chinesischen Werk, steht: "Die Moxa-Blätter sind bitter und scharf. Sie können eine milde Wärme erzeugen, die reinen Yang-Charakter hat. Moxa vermag die sterbende Yang-Energie des Menschen zu retten. Es kann die zwölf Meridiane erreichen, kann Blut und Energie regulieren.*

Moxa ist in der Lage, Kälte und Nässe zu vertreiben, die Gebärmutter zu erwärmen, Blut- und Energiestauungen zu beseitigen, die Meridiane zu regulieren und den Fötus im Mutterleib zu beruhigen.....Mit Moxa als Brennstoff kann die Brenntherapie in alle Meridiane eindringen und hundert Krankheiten beseitigen".

*Im **" Ben Cao Gang Mu"**, Chinas berühmtestem Werk über Heilpflanzen von Li Shizhen (16.Jahrhundert), heißt es über die Beifuss-Blätter: "Mit Hilfe von Moxa-Blättern kann die Brenntherapie hundert (gemeint sind praktisch alle) Krankheiten heilen."*

Artemisia vulgaris

In China wird Beifuß im Frühjahr traditionell gesammelt und die getrockneten und fein geriebenen Fasern von Blättern der **Artemisia vulgaris (Beifuß)** werden zu Kegeln oder Zigarren weiterverarbeitet, die angezündet und glimmend eine gleichmäßige, milde und tief wirkende Wärme abgeben.

Beifuß enthält aromatische Bitterstoffe, viele ätherische Öle, außerdem Baumharze, die Vitamine A1, B1, B2, C, Eisen, Magnesium, Inulin, Thujon und weitere Bestandteile.

Auch im Westen ist Beifuß als Heil- und Gewürzpflanze bekannt und gehört der Familie des Johanniskrauts an. Der Name bezieht sich auf die griechische Göttin Artemis. Im Altertum galt er als magisches Kraut und war in Räuchermittel enthalten, die eine euphorische und stimulierende Wirkung auslösten und Schutz gegen das Böse boten.

Beifuß wirkt regulierend und anregend auf die Drüsen, ist fiebersenkend, krampflösend, appetitanregend und antibakteriell.

Wunden heilen problemloser, wenn man Beifußblätter zerstößt und mit dem Saft die Wunde benetzt.

Er war das „Frauenkraut" des Hippokrates, da er die Unterleibsorgane der Frauen günstig beeinflusst und die Menstruation reguliert. Hebammen hatten früher immer Beifußkraut dabei, da es die Wehentätigkeit anregt und die Abstoßung der Nachgeburt fördert.
Aber Achtung! Kein Beifuß **während** der Schwangerschaft!

Der Pflanzenwirkstoff **Artemisin** kommt in den Blättern des Beifuß vor und wurde früher in China als Malariamittel eingesetzt und dann später vergessen. Als Mitte des letzten Jahrhunderts bei Grabungen antike Rezepturen entdeckt wurden, fand man auch eines gegen Malaria mit dem Wirkstoff Artemisin. Es wird jetzt in den Malariagegenden Afrikas und Asiens erfolgreich eingesetzt.

Wissenschaftler der Universität Washington erforschten die Wirkung von Artemisin auf **Krebszellen** und stellten fest, dass es eine toxische (giftige) Wirkung auf Krebszellen, nicht jedoch auf gesunde Zellen hat.

Artemisin wird bei **viralen** und **bakteriellen Infekten** und zur **Unterstützung einer Tumortherapie** empfohlen.

In der **Küche** hilft Beifuß bei allen schwer verdaulichen und fetten Speisen wie Eintöpfen mit Hülsenfrüchten oder Gänse- und Schweinebraten. Man erzielt dadurch nicht nur einen besonderen Geschmack, sondern unterstützt zugleich den gesamten Verdauungsapparat.

Wie wird Moxa angewendet?

Wir kennen verschiedene Techniken:

- **Moxa-Kraut** (oder Moxa-Wolle) hat einen Bezug zu den zwölf Meridianen. Das lose Kraut kann unterschiedlich gebraucht werden. Aber nicht nur für das Brennen, sondern auch als Tee wird er geschätzt und angewendet.

  Tee: 1 TL Kraut mit 0,25 l kochendem Wasser überbrühen, 1 – 2 Minuten ziehen lassen, täglich 2 – 3 Tassen trinken.

  Trockenes Moxa- (Beifuß-) Kraut muss am besten in dicht schließenden braunen Gläsern aufbewahrt werden, um die Aromastoffe zu erhalten.

- **Direkte Moxibustion:** in China und Japan werden kleine **selbstklebende Moxakegelchen** (Moxahütchen) direkt auf entsprechende Akupunkturpunkte gelegt, angezündet und langsam abgebrannt. Das wie eine Zigarette langsam glimmende Kraut erhitzt die Haut. Spürt man die Hitze, schiebt man das Moxakegelchen zum nächsten indizierten Punkt und dann auch wieder zurück, bis der Punkt eine deutliche Rötung zeigt. Bei dieser sehr schmerzhaften Behandlung wird die Haut stark erwärmt und so ein starker Reiz gesetzt. Dabei kann es zu einer gewünschten kleinen Brandblase mit oder ohne Narbenbildung oder eitrigen Entzündung kommen. Bei chronischen Erkrankungen sind Brandblasen, die entstehen, gewollt.

In der Antike stellte der berühmte Arzt **Hippokrates** fest: „Was Medikamente nicht heilen, heilt das Eisen (Messer), was Eisen nicht heilt, heilt das Feuer (Kauterisierung), was Feuer nicht heilt, ist unheilbar."
Er behandelte in bestimmten Fällen mit brennendem Flachs oder mit einem Glüheisen, was zu Geschwüren führte, um Giftstoffe auszuleiten.

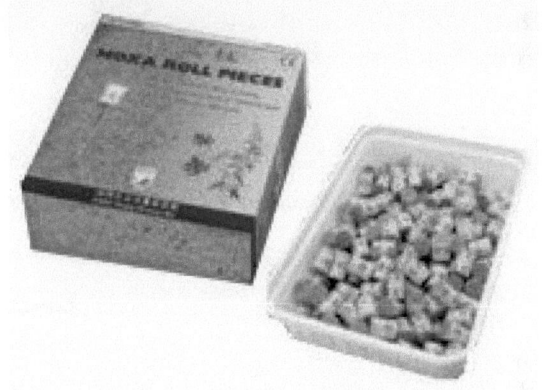

Zhenjiu Dacheng behauptete: „Wenn sich eine Blase zeigt, so ist der Patient geheilt. Erreicht man die Blase nicht, ist die Krankheit noch nicht überwunden".

Diese Technik ist im Westen jedoch nicht gebräuchlich.

Japanische Klebehütchen für die direkte Moxibustion gibt es in zwei Varianten: mit milder oder intensiver Wärme.

- **Indirekte Moxibustion** ist eine sehr milde Form, bei der sich zwischen Moxakegel und Haut eine Isolationsschicht und Hitzespeicher aus frischen **Ingwerscheiben, Knoblauchscheiben, Soja, Heilerde, Münzen, Bienenwachs** oder **Salz** (bei einer Vertiefung, z.B. Bauchnabel) als Schutz vor Verbrennung und/oder zur Verstärkung der Wirkung befindet. Wenn ein Hitzegefühl am Akupunkturpunkt verspürt wird, wird die Ingwerscheibe,...mit dem Moxakegel zum nächsten Punkt geschoben. Man wechselt so von einem Punkt zum nächsten und wieder zurück, wobei jeder Punkt 5 – 7 mal erhitzt wird.

  Bei richtiger Anwendung sehen wir eine ca. 1 – 2 cm große Hautrötung als Zeichen einer Histaminreaktion.

- **Artemisiakraut** nimmt man für sogenannte **„Bügeleisen", Moxawärmer** oder **Moxapfännchen,** zündet es an und fährt damit im geringen Abstand zur Haut über dem Punkt und/oder entsprechendem Meridian oder Areal. Meist wird am Rücken entlang des Blasenmeridians „gebügelt", d.h. mit langen Strichen langsam auf und ab gefahren.

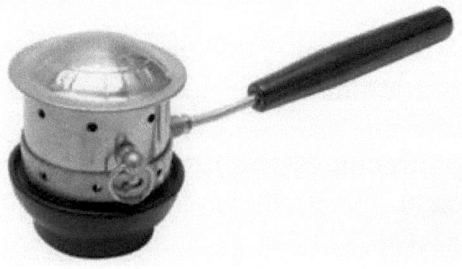

- Blätter der Artemisia vulgaris werden zu einer **Moxazigarre** verarbeitet. In chinesischen Krankenhäusern, die TCM praktizieren, werden diese Zigarren nach eigenen und geheimen Rezepturen aus Artemisia vulgaris und anderen Kräutern hergestellt. Sie wird angezündet und zum Glühen gebracht. Damit nähert man sich bis auf einen halben bis zwei Zentimeter dem Punkt, zieht zurück und nähert sich wieder, wie ein pickender Vogel, bis sich der Punkt rötet und warm wird, dann wird der nächste Punkt behandelt.

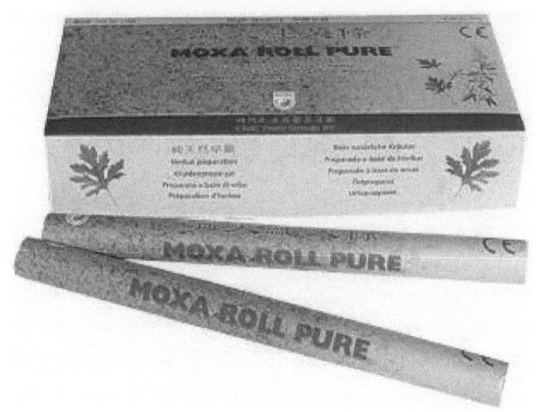

- „**Moxapfeifen**" bestehen meist aus Bakelit. Die glimmende Moxazigarre liegt im Inneren der Pfeife auf einem siebartigen Boden, dadurch wird der direkte Kontakt mit der Haut vermieden. Eignet sich auch für die Selbstbehandlung des Rückens.

- **„Moxaöfchen"** oder **„Moxakistchen"** erwärmen großflächig ein ganzes Körperareal, wie z.B. ein Gelenk oder einen Rücken- oder Bauchbereich. Dabei wird das Holz- oder Metallkästchen mit einem siebartigen Boden im Abstand von ca. 5 cm über der Haut gehalten oder je nach Art des Kistchens aufgesetzt und das Moxakraut verglühen lassen

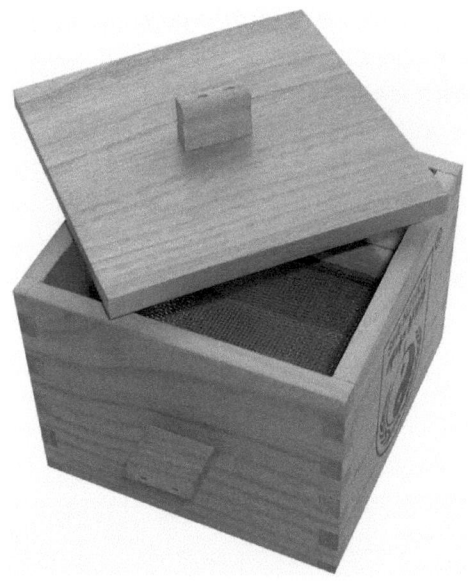

- **Moxalöscher** benötigt man, um die Moxazigarre nach der Behandlung zu löschen.
Foto cao

- Der japanische Akupunkteur **Akabane Köbei** (1895-1983) entwickelte die Technik der „Feuernadel" oder „heißen Nadel".
Der Akupunkturpunkt wird mit einer **speziellen Nadel** ohne Plastikgriff gestochen, auf die etwas

glühendes Moxakraut, ein **Moxakegel** oder ein Stück von der **Moxazigarre** gesteckt wird. Dadurch wird die Wärme direkt in tieferes Gewebe geleitet und wirkt nicht nur auf den Akupunkturpunkt sondern auch auf den Meridian ein.
Ist besonders bei starken Muskelverspannungen und Yin-Krankheiten, sowie zur allgemeinen Tonisierung angebracht.
Besonders häufig werden die Punkte Ma 36 und KS 6 empfohlen.

Diese Technik ist den Fachleuten vorbehalten.

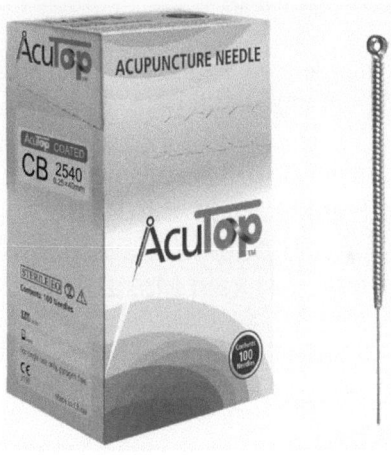

- **Moxa-Pflaster** sind mit speziellen Heilkräutern beschichtet, die auf die Akupunkturpunkte aufgeklebt werden und Wärme durch Eisenoxydation erzeugen. Sie helfen bei Verspannungen, bei rheumatischen Beschwerden, bei Gelenk- und Muskelschmerzen, bei Sportverletzungen.

- **Raucharmes Moxa** wird unter Sauerstoff-abschluss hergestellt und qualmt und „stinkt" nicht so. Man kann es also auch in kleineren Räumen oder bei Patienten, die empfindlich auf den Geruch von Moxa reagieren, anwenden. Die Wirkung ist jedoch nicht sehr intensiv. **Achtung**: es können sich Brandblasen bilden!

- In den letzten Jahren wurden **elektrische Geräte** zur Erwärmung von Akupunkturpunkten entwickelt. In China werden vor der Hitzeanwendung auf die entsprechenden Stellen ein Extrakt der Artemis vulgaris aufgetragen.

Die Abbildungen des letzten Kapitels wurden freundlicherweise zur Verfügung gestellt von **dmc-natur.de**

- Bei **akuten Schmerzen** bei einer Entzündung können Punkte auch mit **Kälte** stimuliert werden. Dafür verwendet man Eiswürfel, Kältepackungen, Kältesprays...(Ist kein Moxa!)

Wann hilft Moxibustion?

Moxibustion ist die Anwärmung von Akupunkturpunkten. Es ist eine Methode der Tonisierung (Anregung, Kräftigung) und findet häufig bei Erkrankungen von Yin-Charakter Anwendung.

Krankheiten mit Yin-Charakter sind chronische, degenerative (durch Verschleiß bedingte) Erkrankungen. Sie lassen sich in der traditionellen Sicht auf eine „Schwäche der vitalen Energie" zurückführen, sind also durch Kälte, mangelnde Durchblutung, Pulsschwäche, Unterfunktion der Organe gekennzeichnet.

Moxibustion wird bei **Yin-Erkrankungen, n i c h t** bei **Erkrankungen** mit **Yang-Charakter** angewendet!!!

- Bei Kälte-, Wind- und Feuchtigkeits- (= Yin-) Erkrankungen
- bei Erkrankungen der Atemwege wie Bronchitis und Asthma
- besonders wirksam bei Erschöpfungszuständen, in der Rekonvaleszenz nach energieraubenden chronischen Krankheiten
- bei häufigem Wasserlassen
- bei Erkrankungen von Nieren und Blase
- bei Magen-Darmbeschwerden
- bei Bauchkrämpfen
- bei schweren Durchfällen...
- bei akuten und chronischen Schmerzen wie bei Kreuzschmerzen und anderen Beschwerden im LWS – Bereich

- bei Blockaden und Schmerzen im HWS-Bereich
- bei Schmerzen bei Arthrose
- bei Muskelverspannungen
- bei Sportverletzungen
- bei hormonellen Störungen, Wechseljahresbeschwerden
- bei Steißlage des Ungeborenen
- zur Geburtsvorbereitung

Untersuchungen in Japan weisen eine immunstimulierende Wirkung der Moxibustion nach.

Moxa kann auch angewendet werden in Kombination mit oder im Anschluß an eine Gua Sha- oder Ba Guan-Behandlung.

Moxa eignet sich auch zur Unterstützung von physiotherapeutischen Maßnahmen, da die Durchblutung und der Stoffwechsel durch den Wärmereiz verstärkt wird.

Die in der westlichen Volksheilkunde angewendeten warmen Kirschkernkissen, heiße Getreidesäckchen oder Wärmeflaschen haben eine ähnliche Wirkung.

Welche Wirkung hat Moxibustion?

1. Moxibustion

- wirkt gegen Kälte, wärmt die Meridiane und lässt die Energie fließen (durch Wärme fließt Energie, während sie sich bei Kälte zusammenzieht)
- wirkt nicht oberflächlich, sondern geht in die Tiefe
- hilft bei Erkrankungen durch Feuchtigkeit (=beeinflusst die Nieren und verursacht Erkältungssymptome, zähes Sputum, später Gelenkschwellungen und Ödeme) und Kälte (Zeichen sind Zähneklappern, Frieren, Schüttelfrost, kalte Extremitäten, Blässe), bei Blutstagnation, bei Bauch- und Menstruationsbeschwerden

2. Moxibustion

- reguliert die fließende Energie,
- verbessert die Fließeigenschaft des Blutes und den Kreislauf
- verbessert die Durchblutung und Sauerstoffversorgung des Gewebes
- regt die Produktion der roten und weißen Blutkörperchen an
- verändert den pH-Wert des Gewebes hin zum Alkalischen
- dient der Behandlung von Erkältungen, Übelkeit wegen Bauchbeschwerden oder Durchfall, hervorgerufen durch Kälte

3. Moxibustion
- dient der Energiezufuhr
- ist eine Yangtherapie
- regt das Immunsystem und den Stoffwechsel an
- stärkt die gesamten Organe des Körpers wie Verdauungs-, Kreislauf-, Sexualorgane, Blase, Milz und Bauchspeicheldrüse
- reguliert die Funktion der Nerven
- behebt den Nieren-Yang-Mangel
- hilft bei Schock, langem Durchfall, zu hoher Urinkonzentration
- wirkt entzündungshemmend

4. Moxibustion
- bringt die Energie und das Yang nach oben
- behebt den Qi-Mangel
- hilft bei Magen- und Nierenerkrankungen
- ist wirkungsvoll bei Uterusprolaps (-vorfall), Afterprolaps, langdauernder Mensis

5. Gesundheitliche Effekte durch Moxa
- Durch lange, anstrengende oder schwere Arbeit kommt es zu einem Qi-Mangel und Energieverlust. Moxibustion unterstützt die gute Energie
- hat eine regulierende Wirkung auf das vegetative Nervensystem
- wirkt vorbeugend gegen Krankheiten durch die Anregung des Qi
- Der Körper wird unterstützt bei Beschwerden des Alterns (Anti-Aging)

- In alten chinesischen Büchern wird empfohlen, etwa 10 x monatlich die Punkte Ma 36 und KG 6 zu moxen. Man könne dann bis zu 100 Jahre alt werden

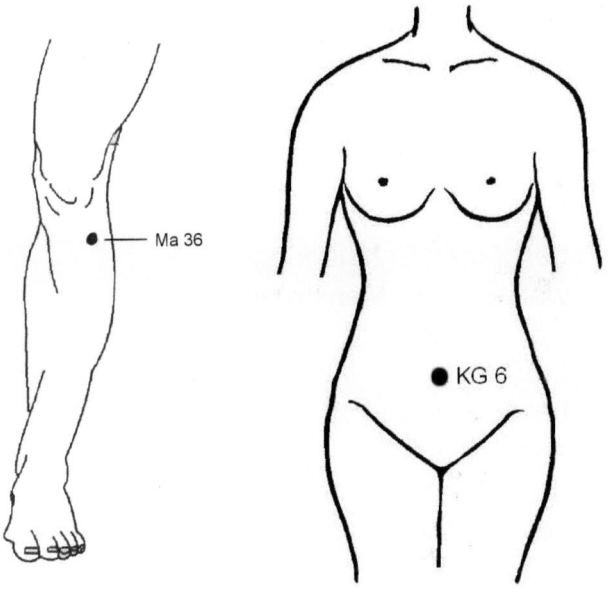

Ma 36

KG 6

Wann und wo darf Moxa nicht angewendet werden?

- **Kein Moxa** im Gesicht, den Brustwarzen, in der Nähe von Schleimhäuten, direkt über größeren Arterien und Venen, im Bereich der Sinnesorgane, über Wunden
- bei starken Blutungen
- bei Fieber
- bei akuten Infektionskrankheiten
- bei akuten Entzündungen
- während der Menstruation
- während der Schwangerschaft sind Bauch- und LWS- (Lendenwirbel-) Bereich für Moxa tabu
- bei Schlaflosigkeit
- abends
- bei hohem Blutdruck
- bei nervösen und übererregten Personen
- Personen mit Diabetes mellitus, die an Sensibilitätsstörungen an den Füßen leiden, können die Wärme nicht richtig wahrnehmen, so dass es zu Verbrennungen kommen kann
- **Vorsicht** bei Moxa am behaarten Kopf

Probleme während der Behandlung

Gelegentlich können **allergische Reaktionen** wie Husten und/oder auch Hautreaktionen bei einer Überempfindlichkeit gegen Beifuß (Artemisia vulgaris) vorkommen.

Wenn Artemisia vulgaris verbrannt wird, geht man davon aus, dass eine ähnliche Belastung entsteht wie beim Passivrauchen, wenn Rauch und feiner Staub eingeatmet wird.

Wenn in seltenen Fällen Übelkeit, Schwindel, Herzrasen, Blässe oder Schweißausbrüche auftreten, dann
- stoppen Sie die Behandlung
- legen den Patienten flach auf den Rücken
- decken ihn zu
- geben warmes Zuckerwasser zu trinken

Falls keine Besserung eintritt, dann stimulieren Sie mit dem Fingernagel folgende Punkte: Ni 1, KS 6, Ma 36, LG 20, LG 26.

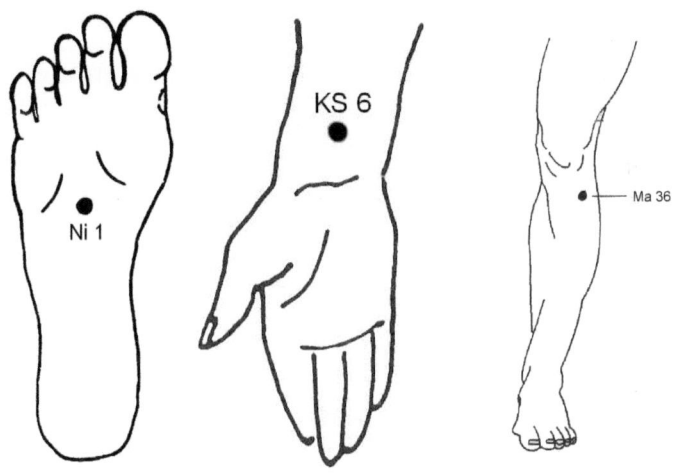

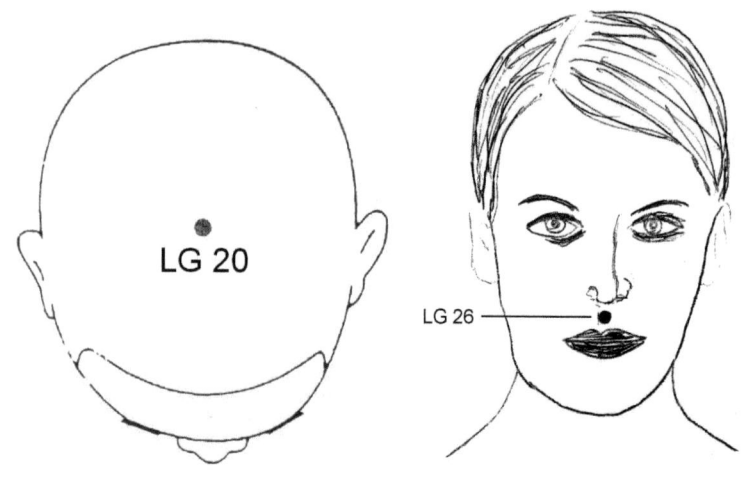

Nach der Behandlung

- Nehmen Sie keine kalten, sondern warme Getränke zu sich
- waschen Sie sich mit warmen Wasser
- um den Energiefluss nicht zu stören, baden oder duschen Sie frühestens nach einer Stunde
- falls nach der Moxibustion Fieber, starker Durst, Juckreiz, Müdigkeit, gelber Urin, Tinitus,... auftritt, dann müssen Sie mehr trinken

Prinzip der Moxabehandlung

Allgemeines

1. Diagnose:
- Um welche Krankheit handelt es sich?
- Ist es ein Leere- Fülle-, Kälte- Hitze- oder Feuchtigkeitszustand?
- Welche Meridiane sind betroffen?
- Sind es Yin- oder Yang-Symptome?

2. Ursache:
- Sind die Symptome chronisch oder akut?
- Warum kommt es zu diesen Symptomen?

Unterstützung und Tonisierung der Energie durch vier Regeln in der TCM

Ich bringe diese Regeln der Vollständigkeit halber. Sie werden in der TCM von Fachleuten angewandt, um die entsprechenden Punkte auszuwählen.

- **Mutter-Sohn-Regel:** Kann ein Meridian wegen zu großer Schwäche oder chronischen Zuständen nicht oder nur ungenügend akupunktiert werden, so kann man ihn auch über den im Energiekreislauf vorangehenden (Mutter) oder nachfolgenden (Sohn) Meridian behandeln. Bei einer Insuffizienz (Schwäche) des Meridians wird die Mutter tonisiert (+, angeregt) und der Sohn sediert

(-, beruhigt). So kann Energie angestaut werden. Bei einer energetischen Fülle des Meridians wird der Sohn tonisiert und dadurch Energie abgeleitet; durch Sedierung der Mutter wird nachfolgende Energie zurückgehalten.

Diese Regel wird angewandt, wenn Tonisierung oder Sedierung eines Punktes nicht mehr ausreicht.

Praktisch bedeutet das, dass beim **Tonisieren** nicht nur der jeweilige Meridian, sondern auch der vorhergehende (Mutter) tonisiert wird. Umgekehrt wird beim **Sedieren** auch der vorausgegangene (Sohn) Meridian sediert.

Beispiel 1: Leber = **insuffizienter (geschwächter) Meridian**, Gallenblase = **Mutter**, Lunge = **Sohn**

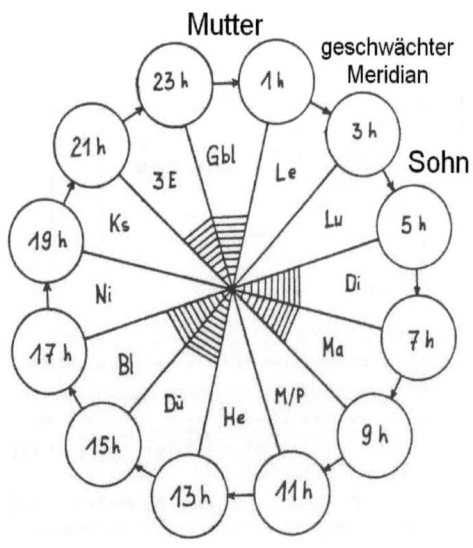

- **Beispiel 2:** Lunge = **insuffizienter Meridian,** Leber = **Mutter,** Dickdarm = **Sohn**

- **Ehemann-Ehefrau-Regel:** in der TCM werden die Radialispulse beider Hände für die Diagnose beurteilt. So unterscheidet man an jeder Seite sechs Pulse: drei oberflächliche und drei tiefe Pulse. Die Position dieser Pulse ist entscheidend für diese Regel. So liegen sie nicht nur auf der gleichen Pulsstelle, sondern sind auch anatomisch nahe zusammen. Erkrankt der Ehemann (linke Seite), so ist auch die Ehefrau (rechte Seite) in Gefahr (links bedroht rechts).

Beispiel:
Dünndarm = **Ehemann,** Dickdarm = **Ehefrau.**

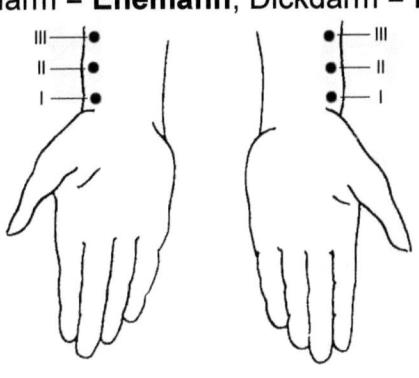

linke Seite	tief	oberflächlich
Punkt I	He	Dü
Punkt II	Le	Ga
Punkt III	Ni	Bl

rechte Seite		
Punkt I	Lu	Di
Punkt II	MP	Ma
Punkt III	KS	3E

- **Mittag-Mitternacht-Regel:** bei der Erkrankung eines Organs (Meridian) muss während der **Maximalzeit (Mittag)** gleichzeitig auch auf Symptome des entsprechenden Meridians während der **Minimalzeit (Mitternacht)** (12 Stunden später) geachtet und ebenso therapeutisch mitberücksichtigt werden.

Beispiel: Dünndarm und **Leber:** Hepatitiden (Leberentzündungen) werden häufig mit Blähungen und Resorptionsstörungen im Dünndarm begleitet.

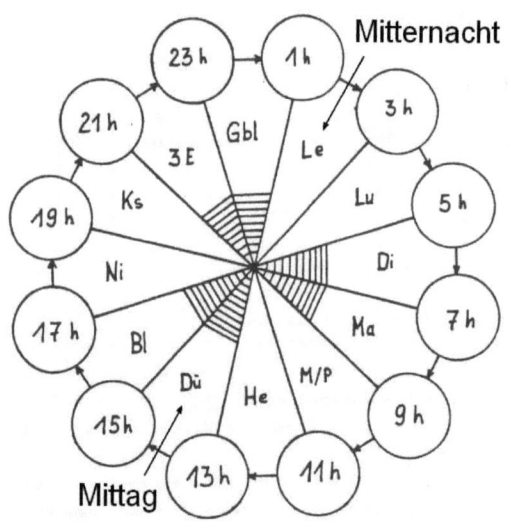

- **Bruder-Schwester-Regel:** gewisse Organe haben verwandtschaftliche Beziehung, so dass bei Erkrankung des einen Organs das entsprechend verwandte Organsystem ebenfalls an einem energetischen Ungleichgewicht leidet.

Yang- und Yinorgane sind im Uhrzeigersinn in der Organuhr paarig angeordnet: **Bruder (Yang) und Schwester (Yin).** Sie stehen in enger Beziehung zueinander und können funktionell und pathologisch zusammen betrachtet, beurteilt und therapiert werden.werden.

Beispiel: Blase (Bruder) und **Niere** (Schwester): Bei jeder Blasenerkrankung ist auch die Niere beteiligt und muss daher mitbehandelt werden.

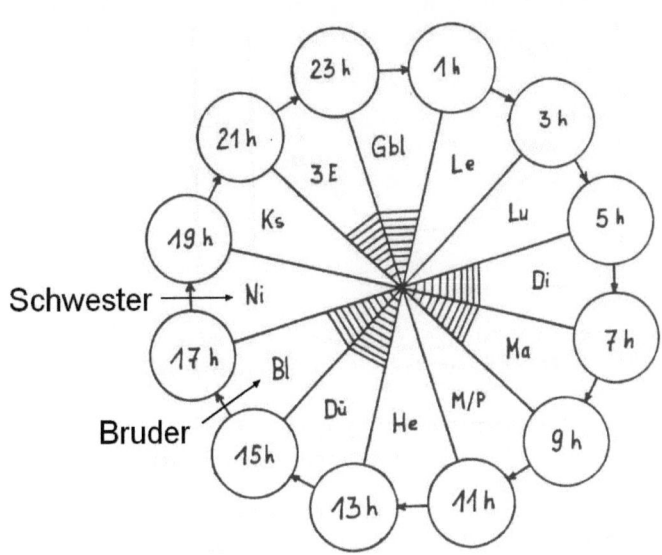

Technik der Moxabehandlung

1. Mit der Moxazigarre wird im Abstand von 2 – 3 cm jeder Punkt ca. 10 – 15 Minuten bis zur Rötung erwärmt.
Diese Technik eignet sich bei allen Beschwerden.

Sollte bei einem Patienten kein Wärmegefühl entstehen, bei sensiblen Störungen oder aber bei kleinen Kindern, die sich nicht exakt äußern können, dann legen Sie Ihre gespreizten Finger auf die entsprechende Stelle und moxen. Sie spüren dann selbst die Wärme und können über den Abstand zur Moxazigarre und Dauer der Behandlung besser urteilen.

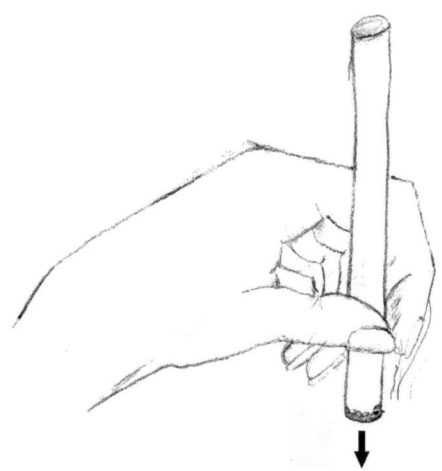

2. „Vogelpicken" bedeutet das Auf- und Abfahren mit der Moxazigarre, nur etwa 5 Minuten.
Wird angewendet in Notfällen wie Bewusstlosigkeit (z.B. Ting-Punkte) oder bei Kindern.

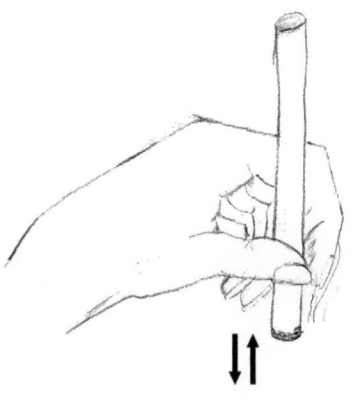

3. Rollen (kreisen): die Moxazigarre wird im Abstand von 2 – 3 cm kreisend bewegt, ca. 20 – 30 Minuten pro Punkt oder Fläche.
Angezeigt bei Rheuma, sensiblen Störungen, bei Nerven- und Hauterkrankungen (z.B. Neurodermitis).

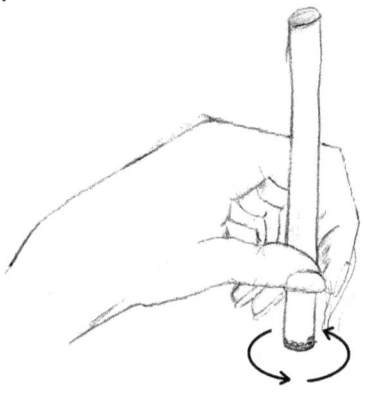

4. Glimmende Moxakegel, Moxascheiben (Stück von einer Moxazigarre) oder gepresstes Moxakraut werden auf eine Unterlage gelegt: In der TCM geht man davon aus, dass die jeweilige Unterlage bestimmte Effekte erzielt. Allerdings ist diese Theorie (noch?) nicht wissenschaftlich erwiesen.

Ingwerscheiben (ca. 2 – 3 cm Durchmesser) haben eine anregende und wärmende Wirkung. Üblich ist hier das Moxen auf Shu-(Zustimmungs-)punkte bei Erkältung, Husten, Kältegefühl, geschwächtem Immunsystem, Gelenkschmerzen. Bei Erschöpfung, Schmerzen im Oberbauch, Durchfall moxen Sie den Bauchnabel.

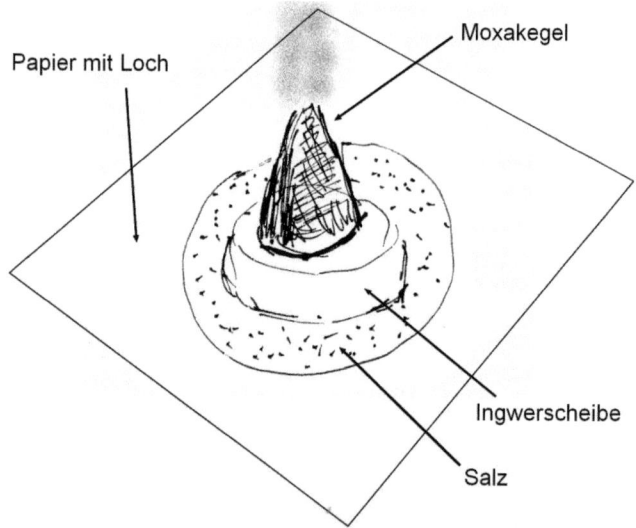

Papier mit Loch

Moxakegel

Ingwerscheibe

Salz

Knoblauchscheiben mit Moxakegel werden auf Shupunkte (5 – 7 Stück) gelegt und verglimmen lassen.

Es wird in der TCM meist bei Rückenschmerzen und Muskelkrämpfen angewendet.

Tofu wirkt kühlend und anregend auf den Lymphfluss und hilft bei Schwellungen und Ödemen.

5. Bei Problemen mit der Sexualität, der Fruchtbarkeit oder der Menstruation werden in entsprechende Akupunkturpunkte eine Akupunkturnadel gestochen. Auf der Nadel lässt man eine Moxascheibe verglimmen (heiße Nadel). Dadurch wird Wärme in die Tiefe geleitet. Diese Methode ist dem Fachmann vorbehalten!

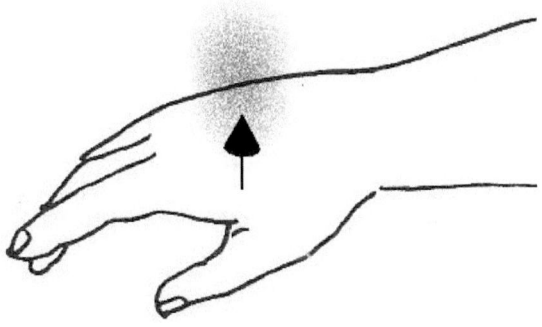

Zhen-jiu Dacheng empfiehlt: *"Man soll immer zuerst oben moxen und dann unten, zunächst wenig Moxa-Kegel einsetzten, dann viele. Man darf niemals erst unten beginnen, sondern immer oben. Zuerst moxt man das Yang oben dann das Yin unten."*

Und im **" Nei Ching"** steht: *"Wenn der obere Abschnitt des Körpers energieleer ist, dann muss man im unteren Teil der Körpers moxen."*

Wann und wie oft wird gemoxt?

Moxibustion hat eine **anregende Wirkung** und sollte in der Regel deshalb nicht am Spätnachmittag oder Abend angewendet werden!

- Bei **akuten Beschwerden** behandeln Sie in der Regel etwa jeden zweiten Tag insgesamt 8 – 10 x.

- Bei **chronischen Beschwerden** moxen Sie bis zu 3 x täglich. Nach 10 Tagen legen Sie eine Woche Pause ein.

Wo bekomme ich das Moxa-Zubehör her?

Die größte Auswahl haben Sie im Versandhandel. Entsprechende Adressen finden Sie im Internet.

Ich beziehe meine für die TCM benötigten Artikel bei **www.dmc-natur.de.**

In manchen Asiashops erhalten Sie Moxazigarren, aber auch in Apotheken ist Moxazubehör auf Bestellung erhältlich.

Behandlungsvorschläge

Es sind Vorschläge, die auf Grund von eigenen oder anderen Erfahrungen ausgewählt wurden und erheben keinen Anspruch auf Vollständigkeit. So kann in vielen Fällen ausschließlich Moxa angewandt werden, aber oft findet Moxa als Ergänzung oder in Kombination mit anderen Therapien wie beispielsweise mit Gua Sha, Ba Guan, Akupunktur oder Physiotherapie statt.

Bei unklaren oder langwierigen Beschwerden wenden Sie sich bitte an einen Arzt oder Heilpraktiker!

Der Nabel ist für die Akupunktur verboten, aber ein wichtiger Tonisierungspunkt bei der Moxibustion.

Für das Moxen werden Punkte verwendet, die eine allgemein oder spezifisch tonisierende Wirkung haben oder bestimmte Organe direkt beeinflussen.

Dafür bieten sich die **Zustimmungspunkte** auf dem Blasenmeridian an, die jeweils einem inneren Organ zugeordnet sind, sowie die auf der Vorderseite liegenden **Alarmpunkte** der Lunge, des Herzens, des Kreislaufs, des Magens, Milz-Pankreas, 3E und der Niere oder entsprechende **Ah-Shi-Punkte.**

Sie können die vorgeschlagenen Punkte einzeln oder in Kombination auch ohne spezielle Krankheitsbilder zur Stimulierung der körpereigenen Abwehr, bei Erschöpfungszuständen oder Verspannungsschmerzen einsetzen.

Wichtige Punkte zur Abwehrsteigerung und zur Erhaltung der Gesundheit

- **KG 6:** Erkrankungen der Beckenorgane, Bauchschmerzen, konstitutionelle Schwäche, psychische Erregungen
- **KG 8 (Bauchnabel):** neben Darmerkrankungen Erschöpfung, innere Unruhe, Erregungszustände
- **Ma 36:** Verbesserung der schwachen Konstitution
- **Ma 25:** Darmerkrankungen
- **LG 3:** konstitutionelle Schwäche
- **Di 4:** Immunstimulation, Entzündungen, Schmerzen
- **Shu-Punkte**
- **MP 6 =** Meisterpunkt des Blutes; fördert den Kreislauf; hilft bei schwacher Regelblutung
- **Ni 7:** regt die körpereigenen Abwehrkräfte an

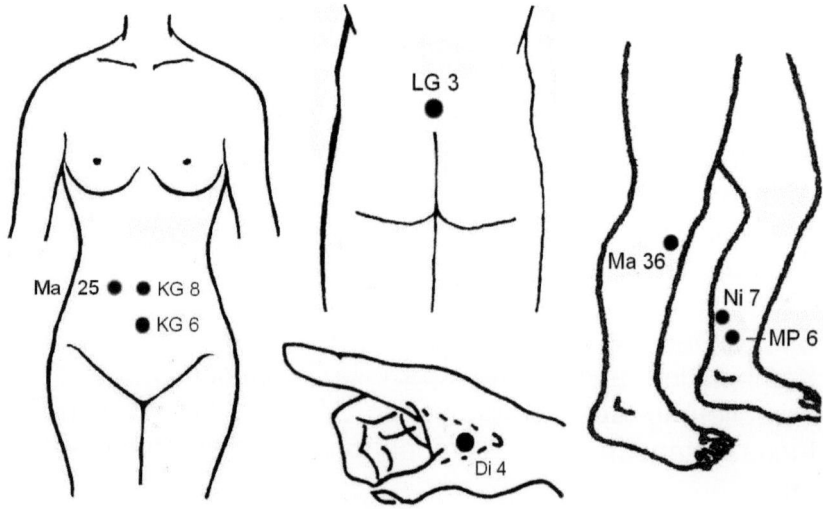

Allgemeine Erkrankungen

Energieschwäche

- **Ma 36:** Wiederherstellung des körperlichen und seelischen Gleichgewichts, zur Anregung des gesamten Organismus und zur Steigerung des arteriellen Blutdrucks (nicht im Sommer!)
- **MP 6:** Steigerung der allgemeinen (und sexuellen) Spannkraft
- **KG 6:** schwache Konstitution
- **LG 4:** schwache Konstitution
- **BI 23:** regt die körperlichen Abwehrkräfte an und stärkt den Mut

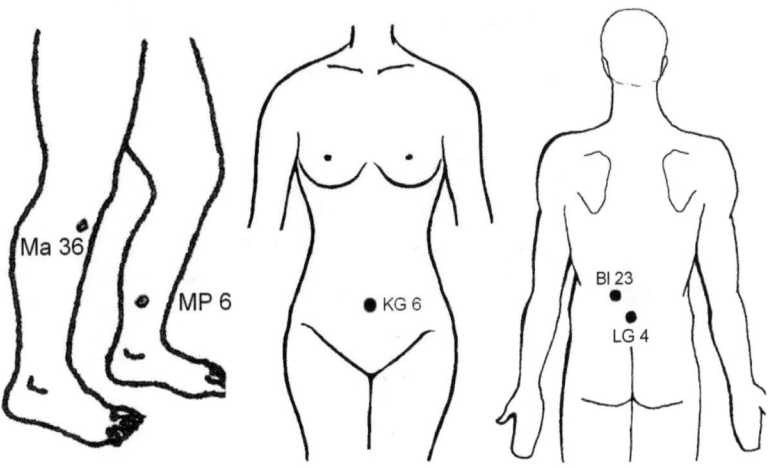

Abwehrschwäche

Um die körpereigenen Abwehrkräfte anzuregen, moxen Sie folgende Punkte:

- **Di 11:** Tonisierungs-(Anregungs-)punkt
- **3E 3:** Tonisierungspunkt
- **Di 4:** Anregung der körpereigenen Abwehrkräfte
- **Ni 7:** Anregung der körpereigenen Abwehrkräfte

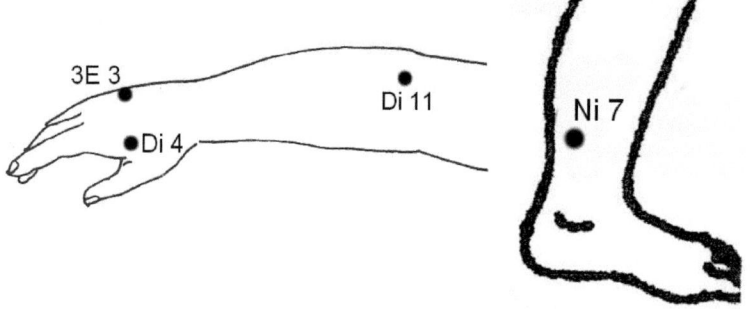

Müdigkeit

Bei Belastungen und Schlafentzug kann vorübergehend Hilfe mit Moxa erreicht werden. Bei chronischer Müdigkeit und Schwäche sollten ernsthafte Erkrankungen ausgeschlossen werden.

- **KG 12:** Schlafstörungen und psychische Erregungszustände
- **KG 6:** Erschöpfungszustände
- **Ma 36:** Erschöpfung
- **MP 6:** Schlaflosigkeit
- **Lu 9:** Wichtiger Punkt für gesunden Schlaf

- **LG 20:** Schlaflosigkeit. Vorsicht, wenn Sie diesen Punkt moxen! Sie können ihn auch mit dem Zeigefinger stimulieren, in dem Sie kleine Links-Kreise machen.
- **PaM 3:** Schlaflosigkeit. Diesen Punkt finden Sie, wenn Sie den Nasenrücken in Richtung Stirn entlangfahren. Am Ende des Nasenrückens zwischen den Augen finden Sie ihn. Massieren Sie ihn.

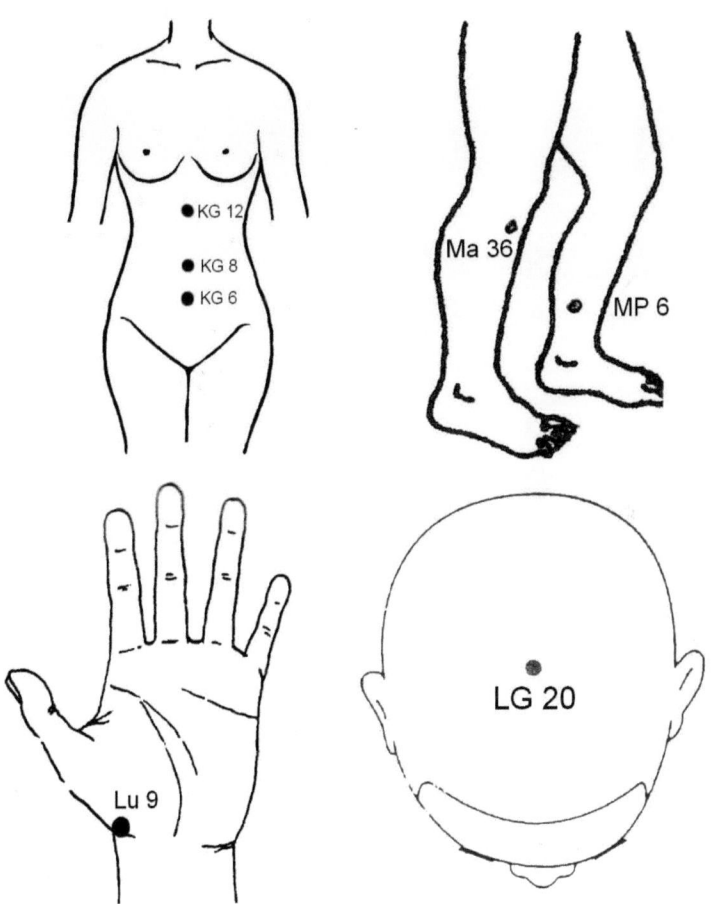

- Bei **Erschöpfungszuständen** moxen Sie den Nabel (KG 8) : Aus einem festen Papier schneiden Sie in Größe des Nabels ein Loch und legen Sie es über den nackten Nabel. Streuen Sie eine Schicht Salz auf den Nabel, legen eine Ingwerscheibe (Knoblauch, Heilerde...) darauf und darüber etwas zusammengepresstes Moxakraut, einen Moxakegel oder ein Stück der Moxazigarre und zünden es an. Wenn das Kraut abgebrannt ist, entfernen Sie es und lassen den Patienten noch etwas liegen.

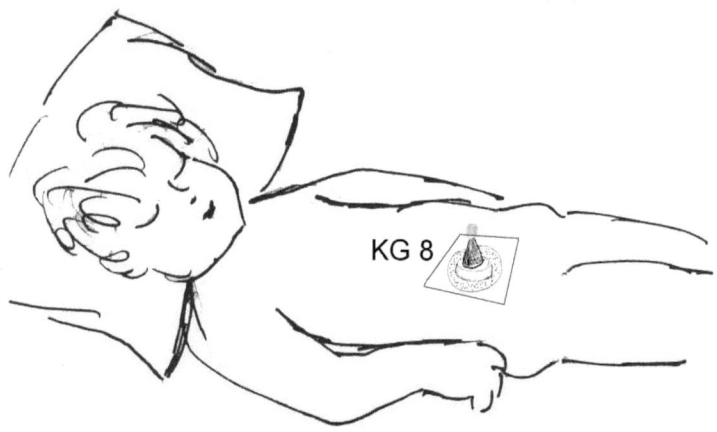

Kinder dürfen dabei **nicht alleine** gelassen werden!

Erkältung

Als Erkältung bezeichnet man eine Vielzahl von leichteren Erkrankungen der Atemwege, die durch Kälte und Nässe ausgelöst werden.

- **Di 4:** Fieber, Kopfschmerzen, Zahnschmerzen, Schnupfen, Halsschmerzen
- **Ma 36:** Erkrankungen im Mund- und Rachenbereich, Fieber
- **Ga 20:** Erkältungen, Kopfschmerzen
- **LG 14:** Erkältungen, Husten, Fieber, Kopf- und Nackenschmerzen
- **Bl 11:** Bronchitis, Kopf- und Gliederschmerzen bei Erkältungen, Fieber

Viel trinken!
Besonders Birnensaft!

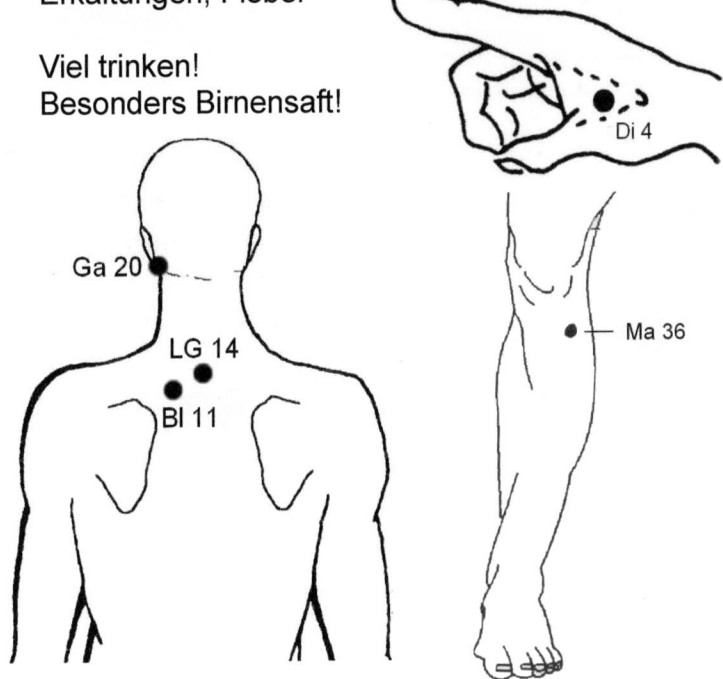

Husten

Die Bedeutung des Hustens als Reinigungsakt der Luftwege wird nur selten bedacht. Fremdsubstanzen und Schleim werden durch Husten aus der Lunge heraus befördert.

Husten ist keine Krankheit, sondern ein Krankheitszeichen, das beispielsweise auf akute grippale Infekte, chronische oder akute Erkrankungen von Lunge oder Bronchien, Kehlkopferkrankung u.a. hinweisen kann.

Unterscheiden Sie bitte zwischen trockenem Reizhusten und Husten mit feuchtem Auswurf.

Sollte der Husten nach spätestens drei Wochen nicht abgeklungen sein, sollten Sie einen Arzt oder Heilpraktiker aufsuchen.

- **Lu 1:** Husten, Erkältung
- **Lu 7:** bei sehr starkem und hartnäckigen Husten
- **Lu 5:** Husten, Bronchitis
- **Lu 9:** Beruhigungspunkt bei Reizhusten
- **Ma 40:** Bronchitis, Husten mit viel Schleim
- **Bl 43:** Husten, Bronchitis, Konstitutionsschwäche
- **Bl 13:** Shu-Punkt Lunge
- **KG 17:** Husten, Bronchitis
- **Di 4:** Immunstimulation

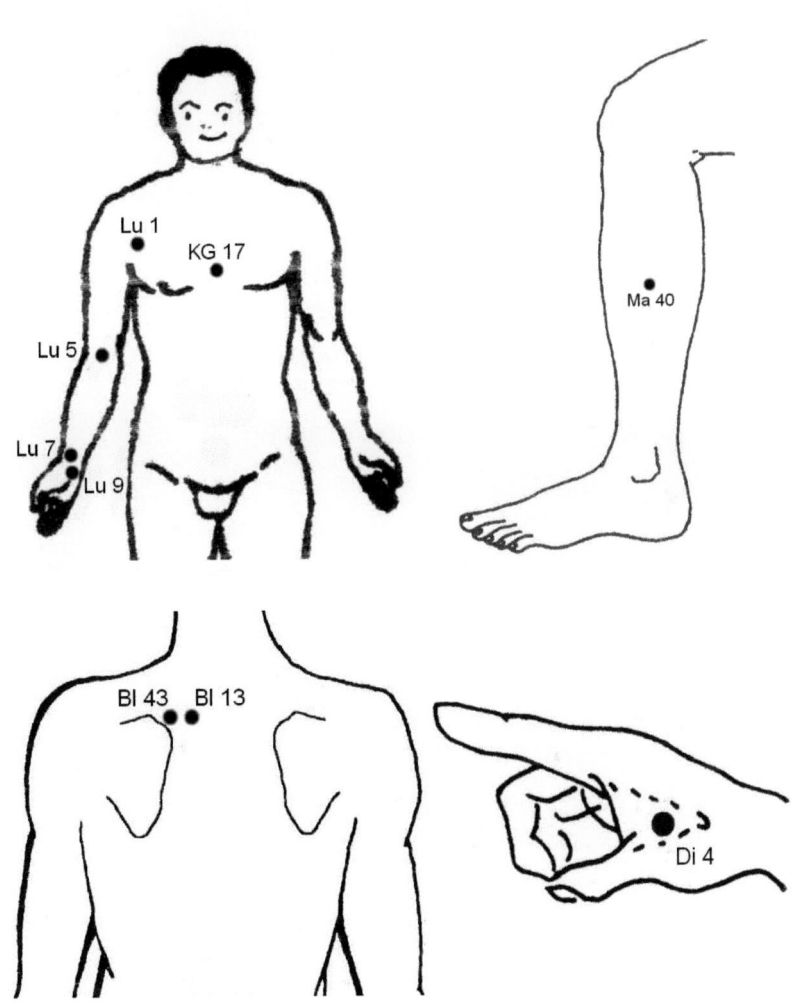

Akne, Pickel

Viele Jugendliche leiden unter Akne, die sich aus verstopften Talgdrüsen entwickelt. Ursachen sind meist Stoffwechselstörungen und hormonelle Veränderungen.

- **Di 4:** bei allen Entzündungen
- **Lu 5:** bei Akne, Neurodermitis, Juckreiz
- **Di 11:** Akne, eitrige Hautausschläge
- **Di 20:** Akne im Gesicht, Ödeme
- **Ma 36:** psychische Beeinflussung

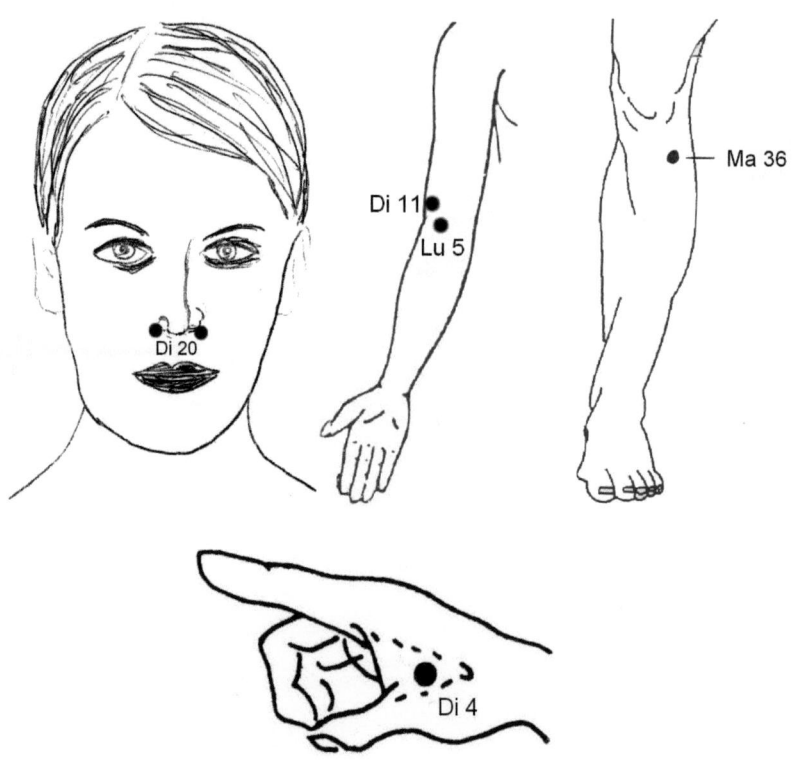

Beschwerden im Verdauungstrakt

Blähungen, Durchfall, manchmal auch Verstopfung, Völlegefühl, Müdigkeit und Abgeschlagenheit können durch zu viele kalte und/oder rohe Speisen ausgelöst werden und sind sehr unangenehm. Hier hilft häufig Moxa:

- Dafür stellen sie ein Moxakistchen mit einem etwa 2 cm langen Stück einer Moxazigarre für zehn Minuten über den Bauchnabel, am nächsten Tag dann für zehn Minuten auf den unteren Rücken.

Durch regelmäßiges Moxen wird die Durchblutung angeregt und die Fettverbrennung gesteigert. Hilft also auch beim Abnehmen.

Magenschmerzen

Bei einer Fehlfunktion der nervösen Steuerung ohne organische Schäden bessern sich die Beschwerden wie Magenkrämpfe, „Aufstoßen", Druckgefühl im Oberbauch mit Moxa sehr rasch.

- **Ma 36:** Störungen im Magen- Darmbereich wie Verdauungsstörungen, Durchfall, Verstopfung
- **KG 3, 4, 6, 8, 12:** bei allen Krankheiten des Verdauungstraktes wie Durchfall, Blähungen, Schmerzen...
- **MP 1:** Blähungen
- **MP 4, 6, 9:** Verdauungsstörungen

Werden mehrere Punkte in Reihe auf einem Meridian behandelt, bieten sich Klebemoxa oder das sogenannte „Bügeleisen" oder Moxapfeifen an, um die Punkte gleichzeitig zu behandeln.

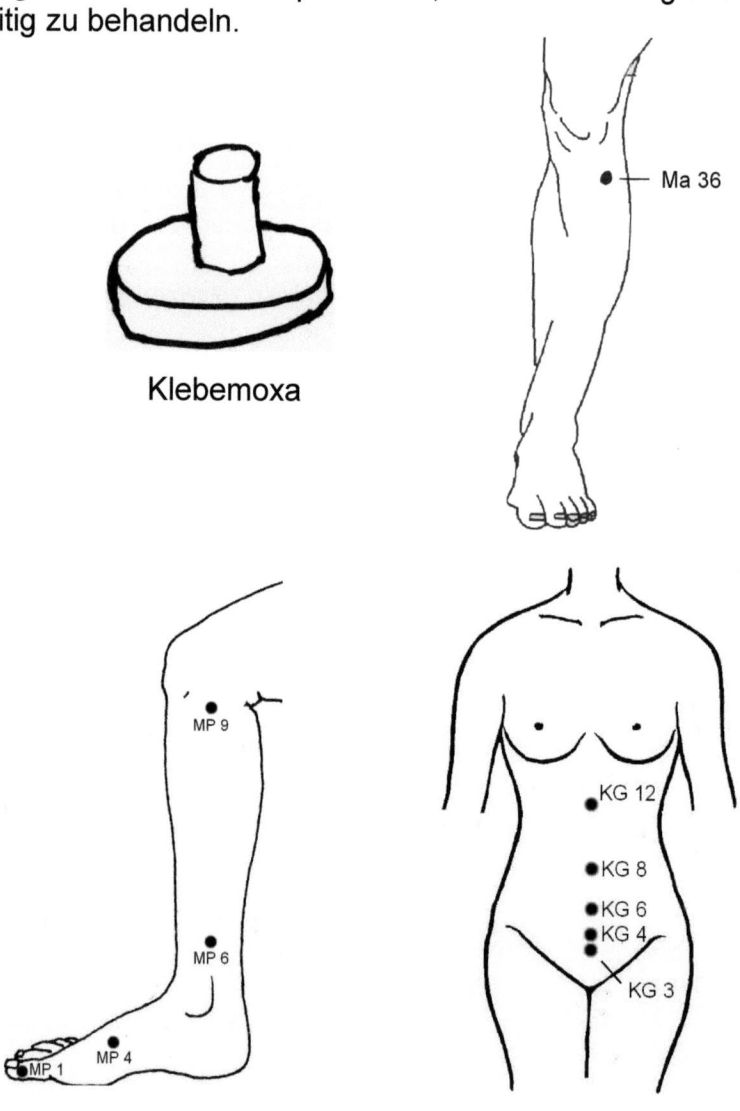

Klebemoxa

Akute Magen-Darmentzündung

Magenschmerzen, Appetitlosigkeit, Aufstoßen, Übelkeit, belegte Zunge deuten auf eine Gastritis hin.

- **Ma 23, 25, 36, 37, 39:** Erkrankungen des Magens und des Zwölffingerdarms, Durchfall, Verstopfung
- **KS 3, 6:** Magenschmerzen, Erbrechen

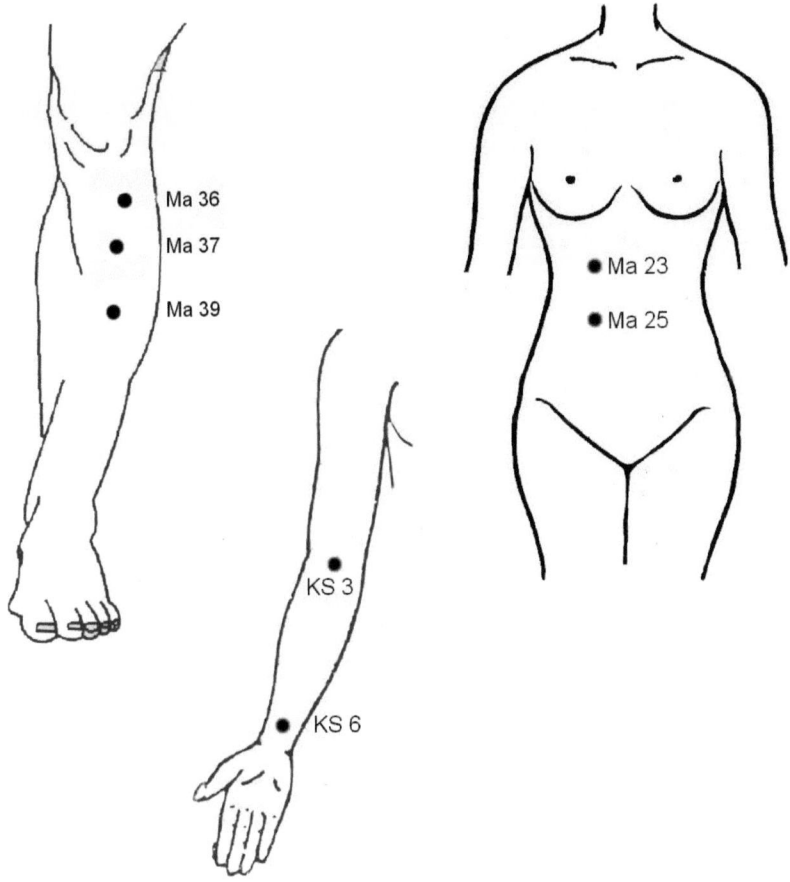

Bauchschmerzen

Bei funktionellen Störungen kann Moxa helfen, bei organischen Erkrankungen können die Schmerzen gelindert, nicht jedoch die Ursache beseitigt werden.

Eine wirksame Hilfe ist, wenn Sie den Bauchnabel moxen:

- Geben Sie als Isolierung Salz in den Bauchnabel, legen eine Scheibe der Moxazigarre oder ein Klebehütchen auf das Salz und zünden es an.

  Ich gebe allerdings als Vorsichtsmaßnahme ein Stück Papier mit einem Loch in Größe des Bauchnabels über den Nabel, füllen dann erst das Salz in den Nabel – zur Vermeidung von Verbrennungen durch zufällige Funken.

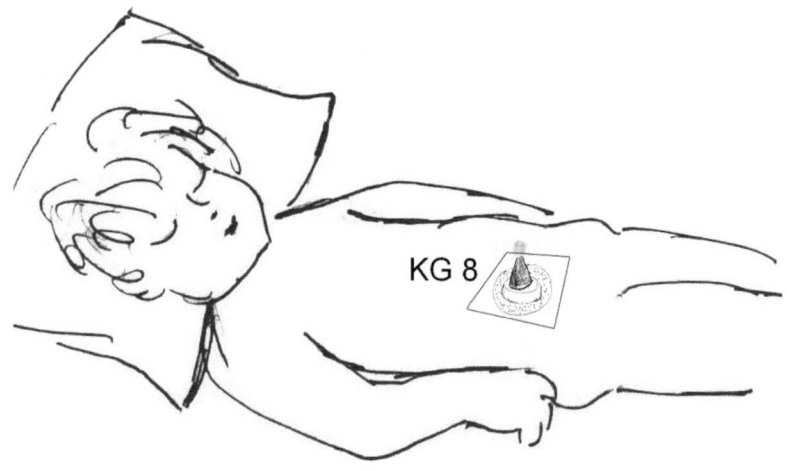

KG 8

Durchfall

Da die beschleunigte Darmentleerung auch eine Selbsthilfemaßnahme des Körpers ist, sollte man nicht sofort stopfende Medikamente anwenden.

Neben Darmerkrankungen und Infektionen können Ernährungsfehler, Unverträglichkeit von bestimmten Nahrungsmitteln auch psychische Faktoren (z.B. Prüfungsangst, große Freude...) Ursache von Durchfällen sein.

- **Ma 37:** Durchfall
- **Bl 23:** morgendlicher Durchfall, Anregung der körpereigenen Abwehrkräfte
- **Bl 27:** Durchfall, Kolitis, Dünndarmentzündung

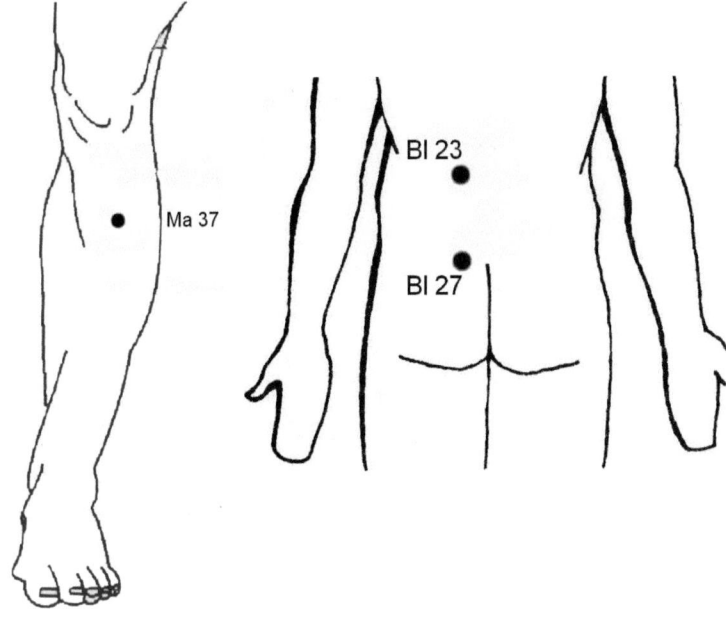

Beschwerden des Bewegungsapparates

Organische Veränderungen des Skeletts, Knochenbrüche, Osteoporose, Knorpelschäden usw. können durch eine Behandlung mit Moxa nicht geheilt werden, jedoch können funktionellen Veränderungen und Schmerzen mit Moxa durchaus positiv beeinflusst werden. Die Behandlung bei Verspannungen im Muskelbereich ist meist erfolgreich.

Moxa wird auch erfolgreich bei Kreuzschmerzen, Knie- und Schulterschmerzen und bei Erkrankungen des rheumatischen Formenkreises eingesetzt.

Bei Gelenk- und Muskelschmerzen moxen Sie den schmerzhaften Bereich.

Nackenbeschwerden

Ursache der Beschwerden sind hier meist durch „falsches Liegen" oder langes Arbeiten z.B. am Computer verursachte Veränderungen an der Halswirbelsäule, aber auch eine Arthrose der Halswirbelsäule käme in Frage. Bei länger dauernden Beschwerden sollten Sie einen Fachmann konsultieren.

- **3E 3:** Kopf-, Nacken-, Rückenschmerzen, Schulter- Arm-Syndrom
- **Dü 3:** Nackensteifigkeit
- **Ga 39:** Schulter- und Nackenschmerzen
- **Ga 21:** Schulter- und Nackenschmerzen

- **LG 14:** Kopf- und Nackenbeschwerden
- **Di 4:** bei allen Schmerzen in der oberen Körperhälfte

- Mir hilft bei akuten Beschwerden z.B. während meiner Arbeit am Computer, eine kräftige Stimulierung des Punktes „Nacken" am Ohr.

Suchen Sie den empfindlichsten Punkt an der Helix (HWS) und drücken ihn mit dem Fingernagel etwa eine Minute. Bewegen Sie dabei langsam den Kopf hin und her.

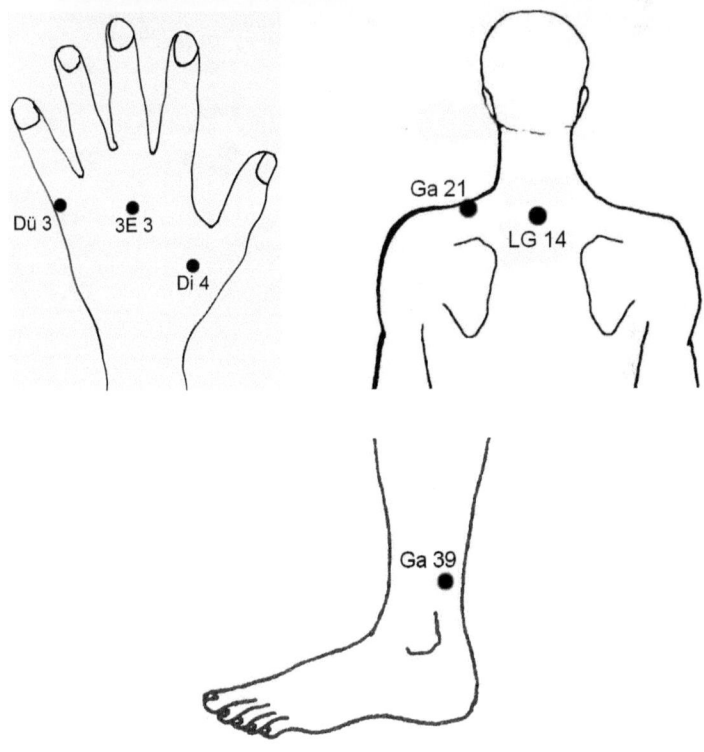

HWS- (Halswirbelsäulen-) Syndrom

- **Ah-shi-**(Schmerz-)**punkte** am Hals, Nacken und Schulter
- **BI 10:** Nackensteifigkeit
- **BI 60:** Kopf- und Nackenschmerzen
- **LG 14:** Kopf- und Nackenschmerzen
- **Dü 15:** Schmerzen in Nacken und Schulter
- **3E 3:** Nacken- und Rückenschmerzen

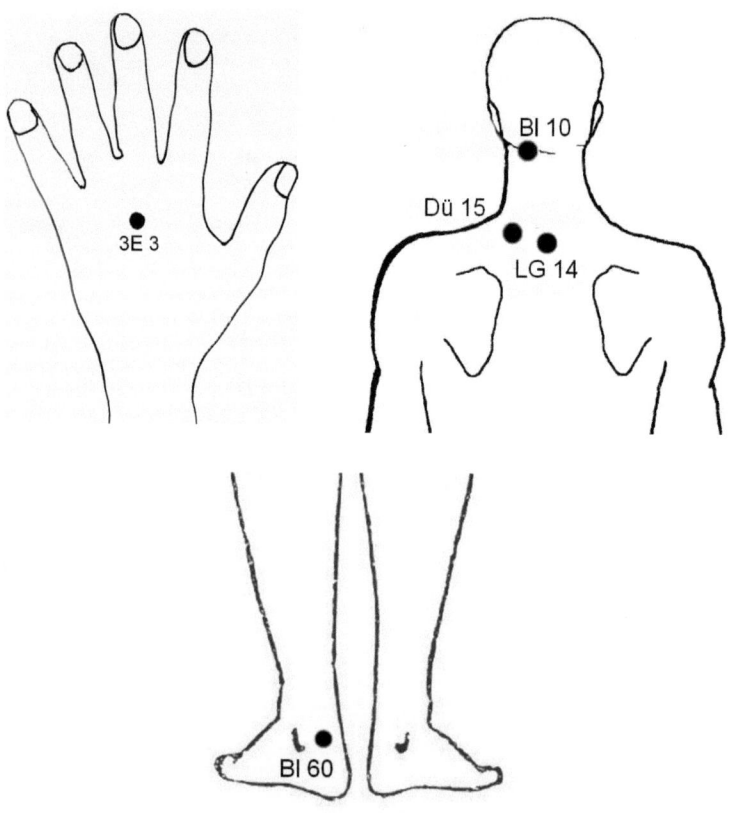

Schulter-Arm-Syndrom

Für das Moxen suchen Sie sich von den hier erwähnten Punkten die empfindlichsten aus.

- **Lu 5:** Schmerzen im Arm
- **Lu 1:** Schulterschmerzen
- **Di 4:** Schmerzen in Hand-, Ellenbogen- und Schultergelenk
- **3E 3:** hilfreich bei Schulterbeschwerden
- **Dü 9, 10, 11, 15:** Schulter-Arm-Syndrom und andere Schulterbeschwerden
- **Ma 38, 40:** Schmerzen und Bewegungsein-schränkung des Schultergelenks

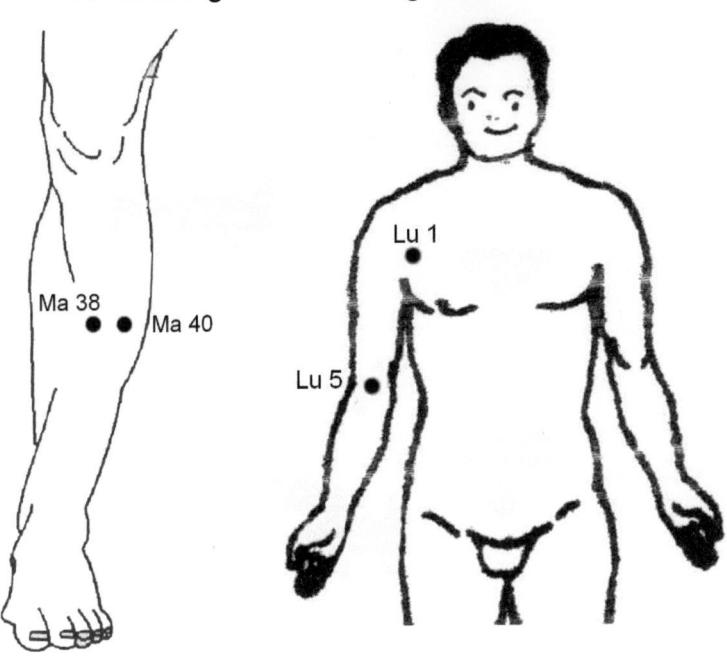

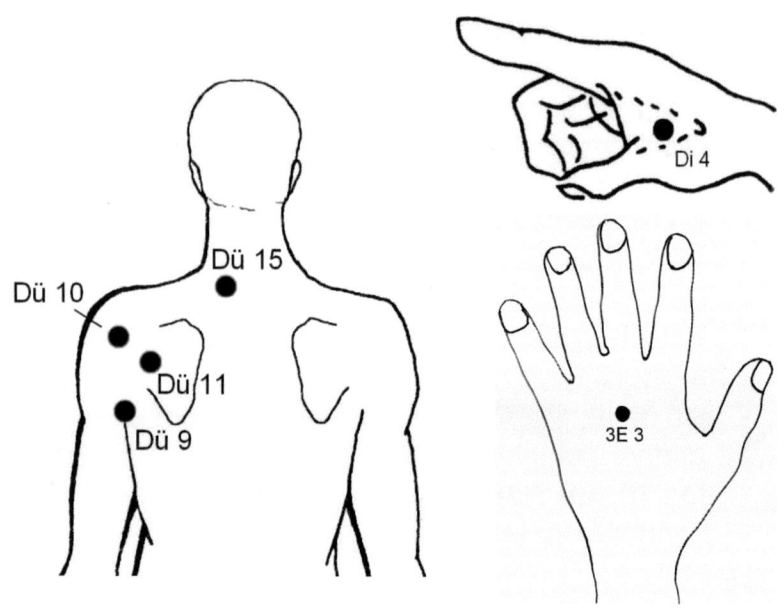

Bei Schmerzen der Schulter vorne und der Außenseite: 3E 5, Di 1, 15, Lu 11, 2

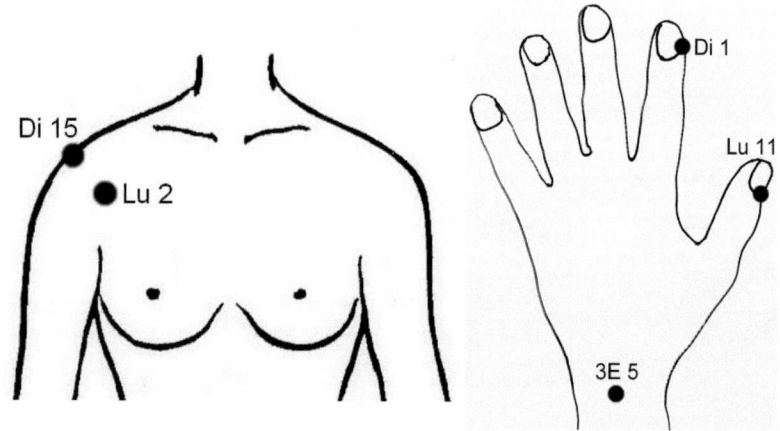

Bei Schmerzen hinten und oben an der Schulter:
3E 1, 5, 15, Ga 41, Dü 1, 10, 11

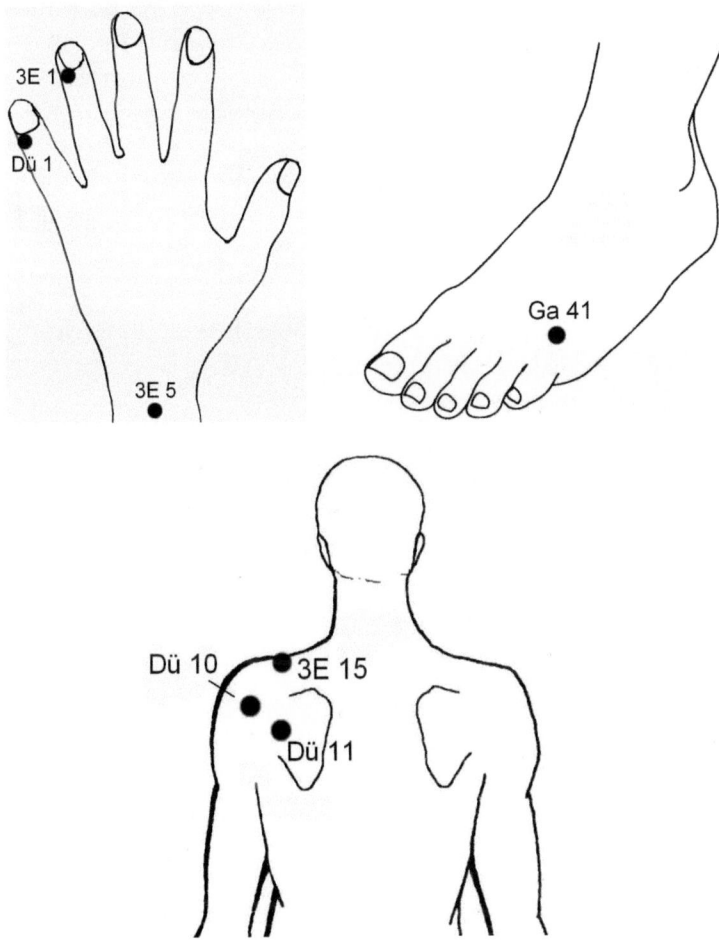

Chronische Kreuzschmerzen

Schmerzen im unteren Rücken können verschiedene Ursachen haben: Haltungsschäden. Fehlbelastungen, Entzündungen, Verletzungen. Bei länger dauernden Beschwerden sollten Sie die Ursache abklären lassen.

- **Bl 22, 25, 31, 40, 57:** Schmerzen im Kreuz- und Lendenbereich (mit Klebemoxa oder „Bügeleisen")
- **Bl 60:** Fernpunkt
- **3E 3:** Rückenschmerzen
- **Ga 30: Wichtiger Punkt** bei Schmerzen in der HWS-(Hals-), BWS (Brust-), LWS (Lendenwirbelsäule)

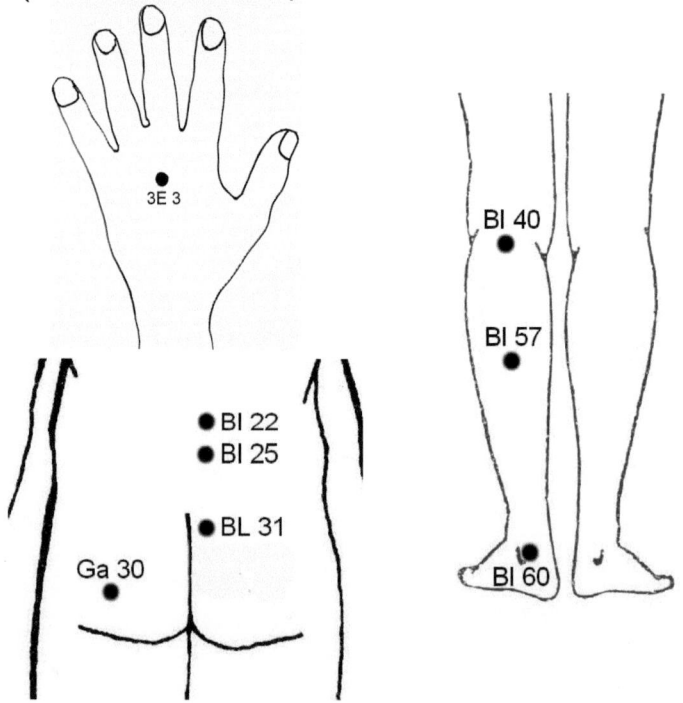

Ischialgie/Hexenschuss

Bei einer **Ischialgie** handelt es sich um einen „einge-klemmten" Nerven.

Ein **Hexenschuss** tritt plötzlich auf und kann durch Erkältungen, Überlastungen, „falsche" Bewegungen, aber auch durch seelische Gründe verursacht werden. Symptome sind plötzlich einschießender Schmerz in der Kreuzgegend und eine hart verspannte Lendenmuskulatur.

- **Bl 31, 32, 33, 37, 40:** Schmerzen im Kreuz- und Lendenbereich, Ischiasschmerzen, Ausstrahlung bis in die Beine
- **Ga 30: Wichtiger Punkt** bei Schmerzen in der HWS (Hals-), BWS (Brust-), LWS (Lendenwirbelsäule)
- **Ashipunkte**

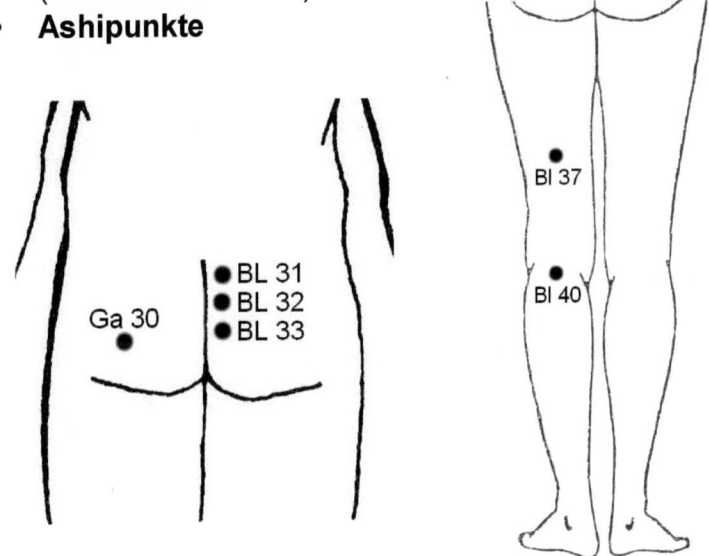

Schmerzen in Rücken, Schulter und Armen

- Hier bieten sich **Ah-Shi-Punkte** (Schmerzpunkte und Verhärtungen in der Muskulatur und an Sehnenansätzen) an Armen und Rücken oder aber entsprechende Akupunkturpunkte an.

Schmerzen im Fußgelenk und Knöchel

- **Ma 41:** Schmerzen + Erkrankungen des Fußgelenks
- **Ga 41:** Ischialgie, Schmerzen im Fußgelenk
- **MP 5:** Knöchelschmerzen
- **Ni 3:** Beschwerden des Fußgelenks

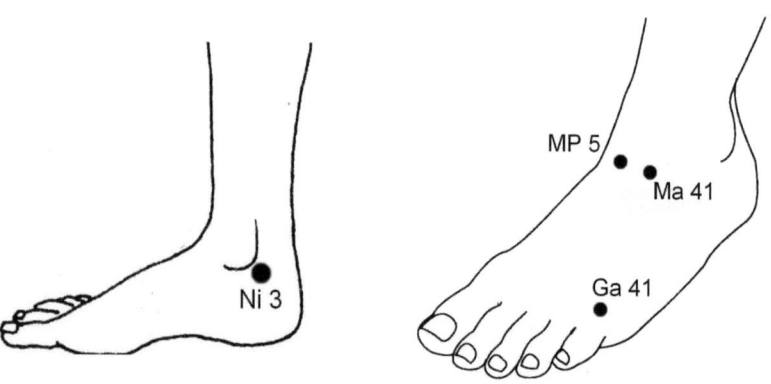

Knieschmerzen

- Hier bietet sich die Punkte **„Xiyan"** an, das sogenannte „Kalbs- oder Knieauge". Sie sind leicht aufzufinden: bei gebeugtem Knie finden Sie rechts und links am Knie zwei Dellen, die auch meist schmerzhaft sind.
- **MP 9, 10:** als lokale Punkte, Erkrankungen des Knies
- **BI 40:** Kreuz-und Lendenschmerzen, Wadenkrämpfe, Schmerzen im Bein
- **Ma 35:** lokaler Punkt

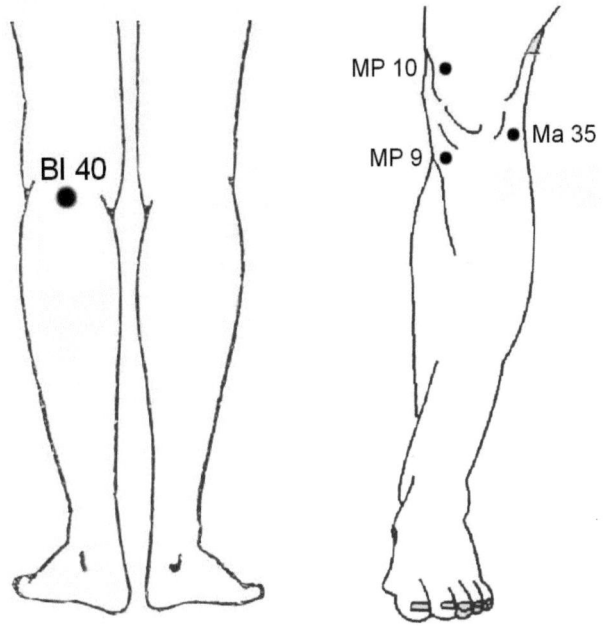

Schmerzen im Handgelenk

- **Di 5:** lokaler Punkt bei Schmerzen im Handgelenk
- **Dü 5:** Schmerzen im Handgelenk
- **3E 4:** lokaler Punkt bei Schmerzen im Handgelenk
- **KS 7:** lokaler Punkt bei Schmerzen im Handgelenk

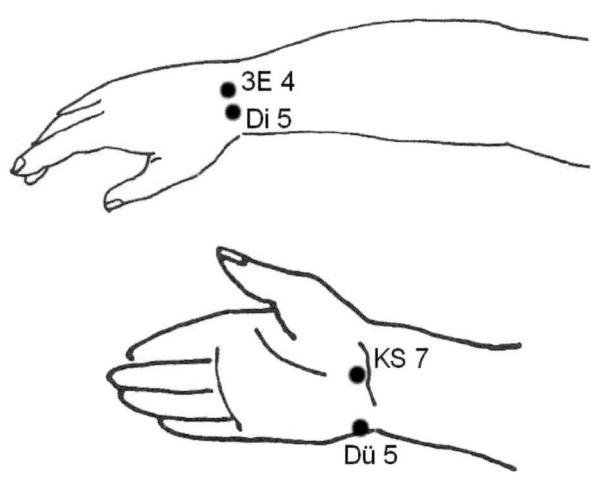

Gynäkologische Probleme

Bei den meisten Frauen setzt die Menstruation zwischen dem 12. bis 15. Lebensjahr ein.

Zu den häufigsten Störungen zählen kolikartige Schmerzen im Unterleib während der Periode, Störungen des Allgemeinbefindens wie Kopfschmerz, Übelkeit, Schwindel, und stärkere, verringerte oder unregelmäßige Blutungen. Da jede Störung verschiedene Ursachen haben kann, sollten Sie dies von einem Arzt abklären lassen.

Schmerzen während der Menstruation

* **KG 3, 4:** Störungen der Regelblutung
* **Ma 33:** Wichtigster Punkt bei Menstruationsstörungen
* **Bl 18, 20, 23:** Störungen der Regelblutung
* **Ma 25, 28:** Schmerzen während der Regelblutung
* **LG 2:** Störungen der Regelblutung
* **Ni 3:** Menstruationsstörungen
* **Di 4:** schmerzhafte und/oder ausbleibende Menstruation
* **MP 4, 6:** Schmerzen während der Blutung

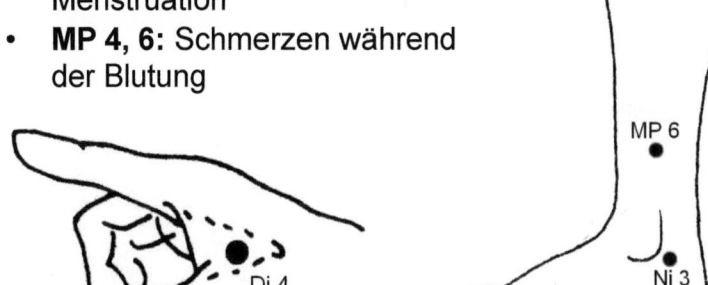

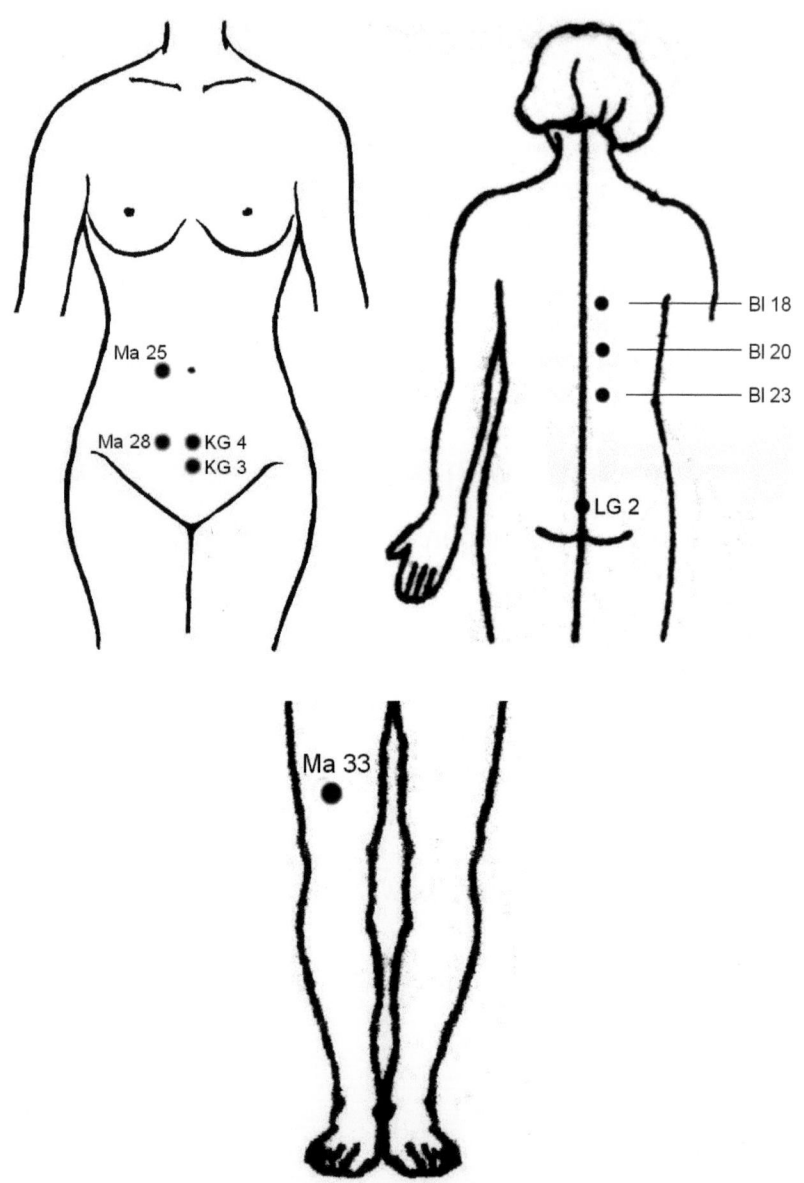

Unregelmäßige Periode

- **KG 3, 6:** Störungen der Regelblutung
- **Ma 25:** Schmerzen während der Regelblutung
- **LG 2:** Störungen der Regelblutung
- **Bl 52:** gynäkologische Probleme
- **Ni 7:** Tonisierungspunkt

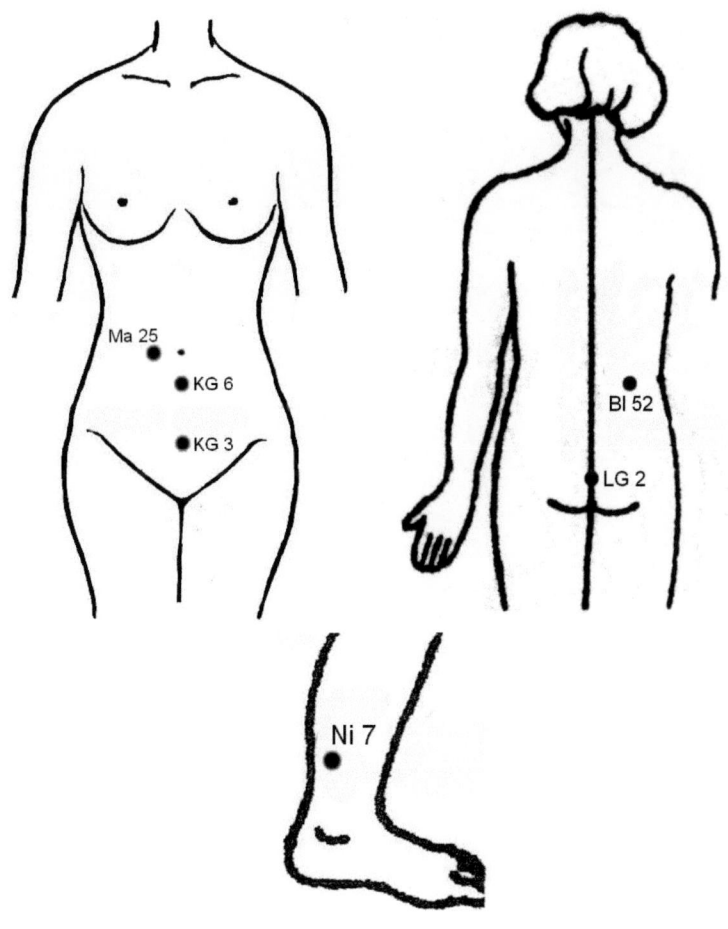

Zu geringe oder fehlende Blutung

- **KG 6:** Störungen der Regelblutung
- **MP 6:** Schmerzen und Störungen der Regelblutung
- **Di 4:** schmerzhafte und/oder ausbleibende Menstruation

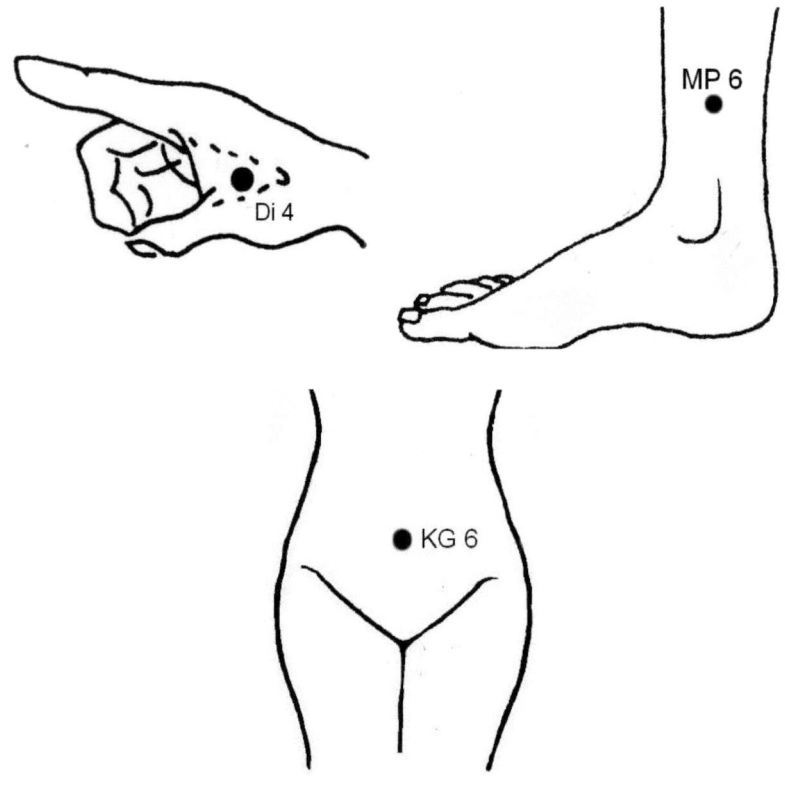

Zu starke Blutung

- **MP 1, 6, 10:** Zyklusstörungen, starke Regelblutung
- **Ma 36:** Zyklusstörungen
- **KG 3:** Störungen der Regelblutung

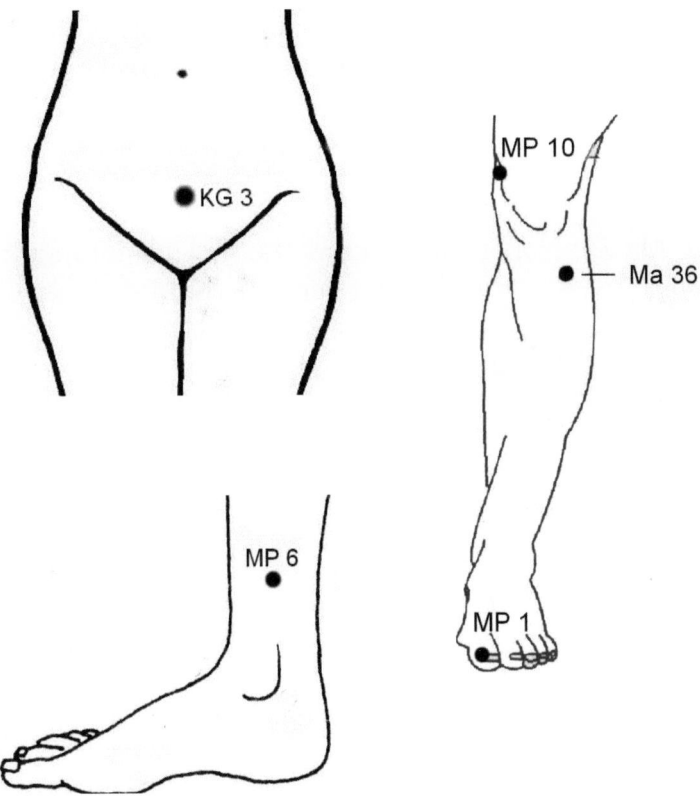

Wechseljahrsprobleme

Durch die hormonelle Veränderung in den Eierstöcken ab Ende 40 bis gelegentlich auch 60 Jahren kommt es bei manchen Frauen zu charakteristischen Beschwerden.

Als besonders störend werden Hitzewallungen empfunden , die in einem vom Körper ausgehenden und in den Kopf steigenden   Hitzegefühl bestehen, meist begleitet von Schweißausbrüchen, Herzklopfen, Schwindelgefühl, Schlaflosigkeit...

- **Ma 36:** Konstitutionsschwäche, Zyklusstörungen
- **MP 6:** Kreuzungspunkt der drei Yin-Meridiane MP+Le+Ni, Wechseljahrsbeschwerden
- **Ni1, 3:** Yin-Mangel
- **Bl 52:** Störungen in den Geschlechtsorganen

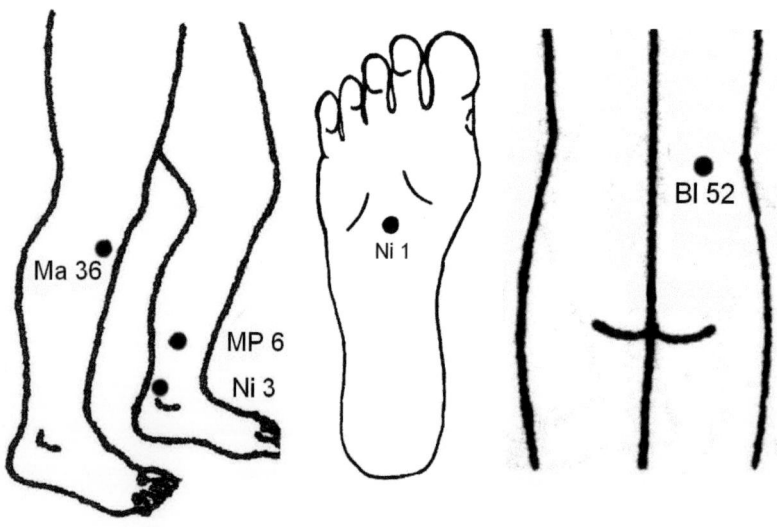

- Ich kann aus eigener Erfahrung die chinesischen Kräuterpillen **Liu wei di huang wan** empfehlen, die bei einem Nieren-Yin-Mangel Schweißausbrüche, Schlaflosigkeit und Unausgeglichenheit relativ schnell beheben.

Schwangerschaft und Geburt

Moxibustion während der Schwangerschaft wird **nicht** empfohlen. Erst gegen Ende der Schwangerschaft wenden speziell geschulte Hebammen Moxibustion geburtsvorbereitend an. Es kommt dann zu einer Entspannung der gesamten Muskulatur der Gebärmutter.

- Bei **Fehllagen des Kindes** ab etwa der 31. bis zur 35. Woche kann der Punkt **Bl 67** gemoxt werden, um das Kind zu drehen. Nicht immer gelingt es, aber Studien berichten von einer Erfolgsrate von ca. 30 – 50%.

  Diese Technik wird meist zu Hause angewandt, da der Geruch der Moxa-Zigarre in der Klinik nicht von allen erwünscht und vertragen wird.

Bl 67

- Der Punkt Bl 67 wirkt **wehenfördernd** und sollte **nicht** bei vorzeitigen Wehen stimuliert werden!

117

Übelkeit und Erbrechen in der Schwangerschaft

- **KS 6**: Wichtiger Punkt zum Ausgleich von Yin und Yang, Übelkeit und Erbrechen, auch Reiseübelkeit
- **Ma 36**: psychische und physische Erschöpfung
- **Ma 24**: Erbrechen
- **KG 9**: Übelkeit
- **MP 2, 4**: Übelkeit und Erbrechen

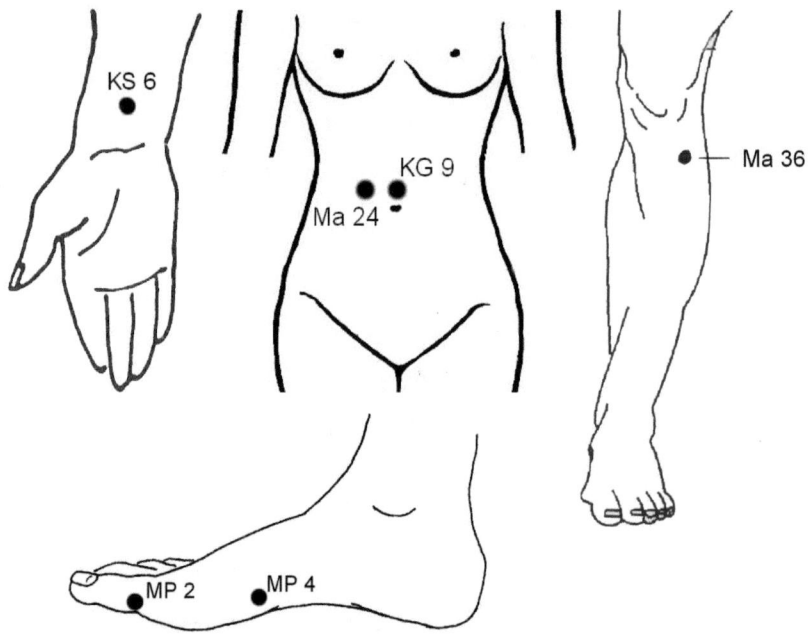

Bauchschmerzen nach der Geburt

- **KG 3, 4, 6, 8, 9**: Bauchschmerzen

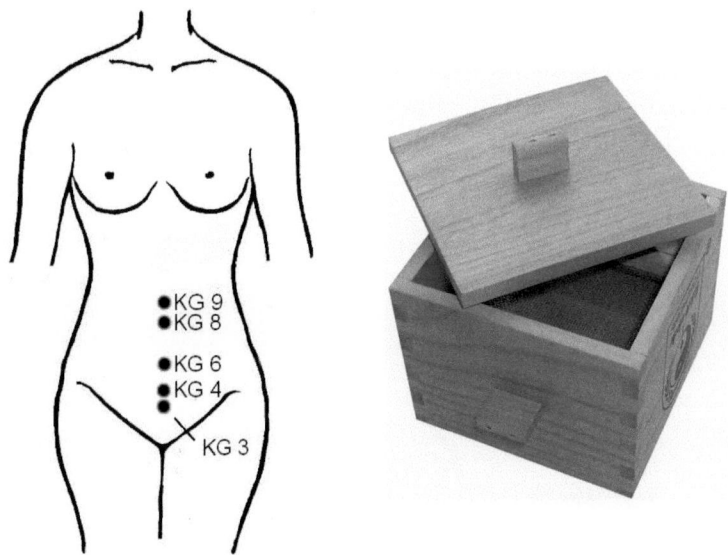

- Eine gute Möglichkeit wäre hier auch das Moxen mit dem Kistchen. Sie können dabei mehrere Punkte gleichzeitig moxen.

Milchmangel

- **Ma 36:** „Frauenleiden, Entzündung der Milchdrüsen
- **Dü 1:** Muttermilchmangel
- **Ma 44:** Fernpunkt bei Erkrankungen/Störungen der Milchdrüsen
- **Dü 11:** Muttermilchmangel, Milchdrüsenentzündung
- **Ga 21:** Muttermilchmangel, Milchdrüsenentzündung

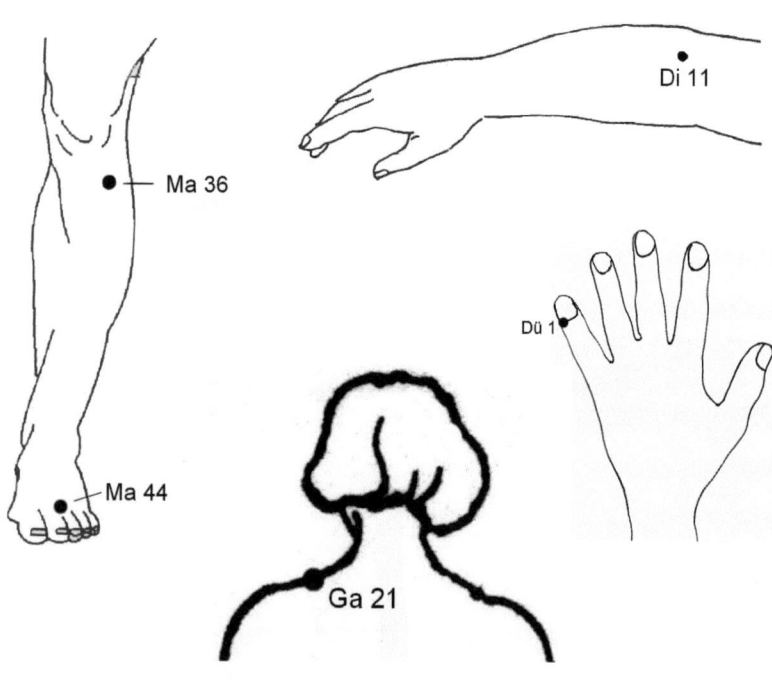

Kinderkrankheiten

Kinder sprechen gut auf eine Behandlung mit Moxa an. Um Kinder vor Übererwärmung und Brandverletzungen zu schützen, empfiehlt es sich als Schutz Ihre Finger auf die entsprechenden Stellen zu legen und mit einer Moxazigarre zu „picken". Verwenden Sie keine Klebehütchen!

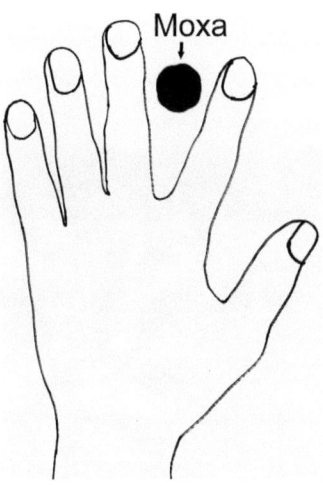

Moxa

Appetitmangel

Über Appetitlosigkeit im Kindesalter wird häufig geklagt, ist jedoch nicht immer berechtigt. Es gibt Kinder mit einem geringen Nahrungsbedürfnis.

Es kann psychisch bedingt sein, aber auch Begleiterscheinung einer Erkrankung sein. Hier könnte Moxa eine Hilfe sein.

- **Ma 36:** Magenbeschwerden
- **Ma 20, 22:** Appetitmangel
- **Di 2:** Entzündung und Schmerzen im Magen-Darmtrakt
- **Sonderpunkt am Zeigefinger:** in der zweiten Gelenkfurche. Verdauungsstörungen und Appetitlosigkeit bei Kindern

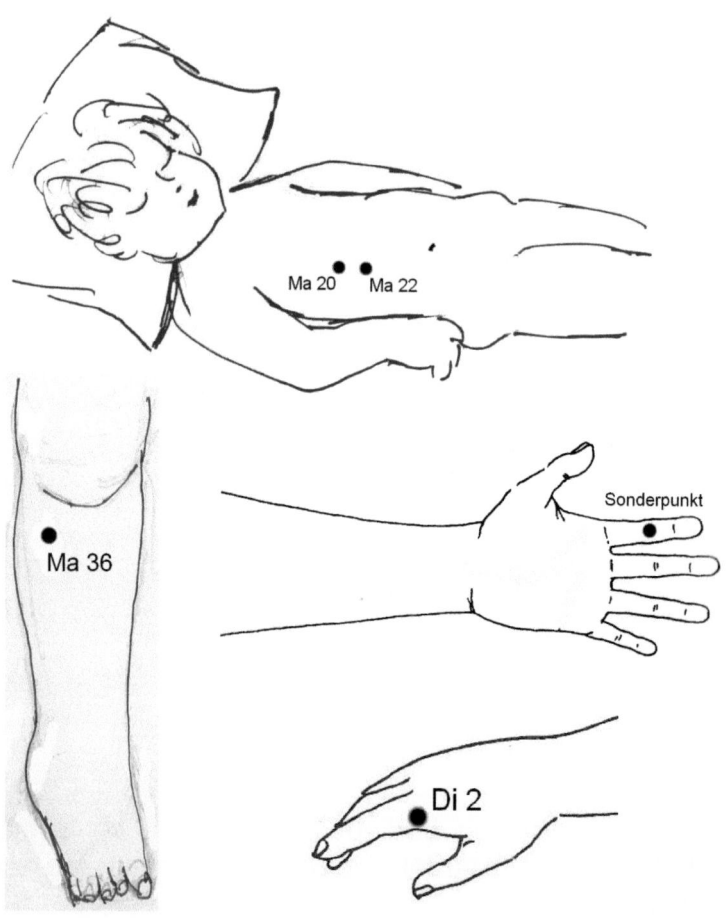

Bettnässen

Wenn Kinder, die bereits gelernt haben die Blase zu beherrschen und nun wieder das Bett einnässen, so spricht man von „bettnässen". Es gibt neben körperlichen auch psychische Ursachen. Moxa wäre eine gute Möglichkeit diesen Kindern zu helfen.

- **Ni 3:** Bettnässen
- **MP 6:** Schlaflosigkeit, psychische Erregungen, Depressionen
- **KG 4:** Krankheiten und Störungen des Urogenitaltraktes

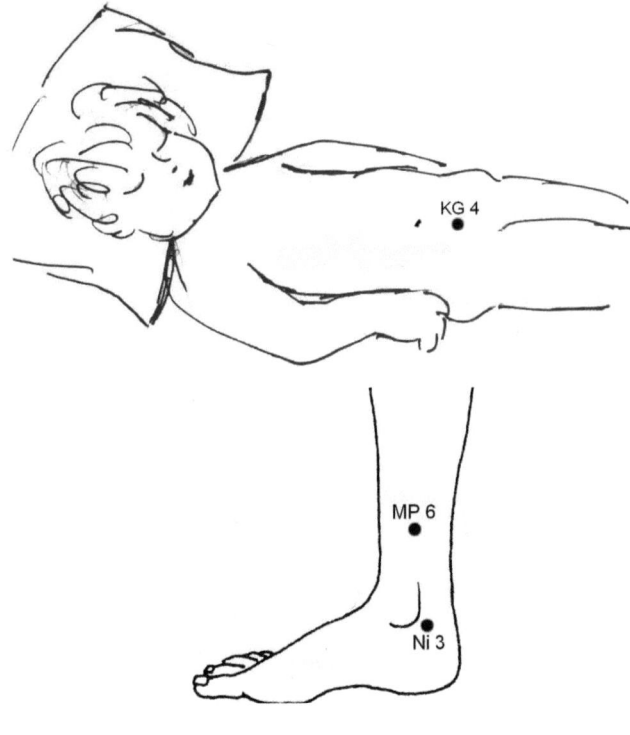

Durchfall

Durchfälle im frühen Kindesalter sehr häufig und meist harmlos. Sie entstehen oft durch Ernährungsfehler wie zu viele Süßigkeiten, unreifes Obst, verdorbene Lebensmittel usw. oder durch eine Infektion mit Kinderkrankheiten.

- **Ma 36:** Durchfall, Verstopfung
- **KG 8:** Durchfall, Blähungen
- **Ma 25:** Durchfall

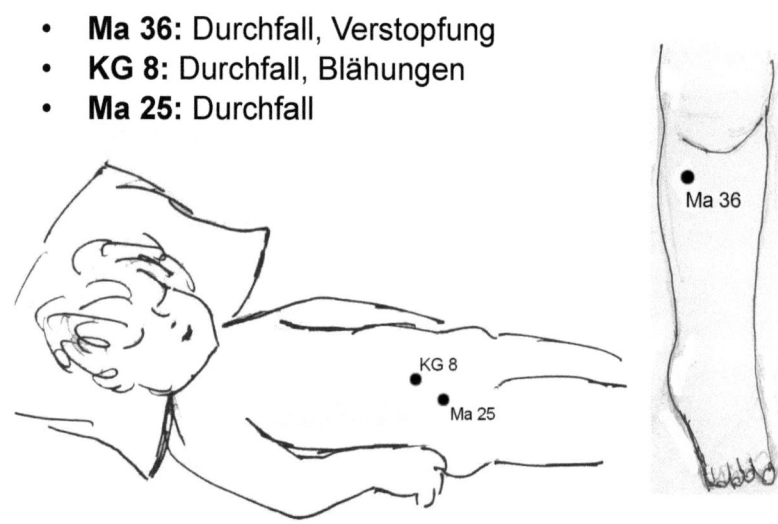

Bauchschmerzen

Kleine Kinder klagen über „Bauchweh", auch wenn die Erkrankung ihren Sitz ganz woanders haben kann.

Deshalb sollte bei starken und/oder immer wiederkehrenden Schmerzen ein Arzt die Ursache feststellen.

Bei funktionellen oder leichteren Bauchschmerzen und auch durch Blähungen verursachte Koliken ist Moxibustion eine vielversprechende Therapie.

- **KG 8:** Bauchnabel mit Salz füllen, eine Scheibe Ingwer oder Knoblauch und darauf einen Moxakegel oder ein Stück Moxazigarre legen und anzünden. Achtung! Lassen Sie das Kind nicht allein!

- Bei jüngeren Kindern legen Sie zum Schutz ihre Hand mit gespreizten Fingern auf den Bauch und „picken" mit der Moxazigarre den KG 8 und im Kreis um den Bauchnabel.

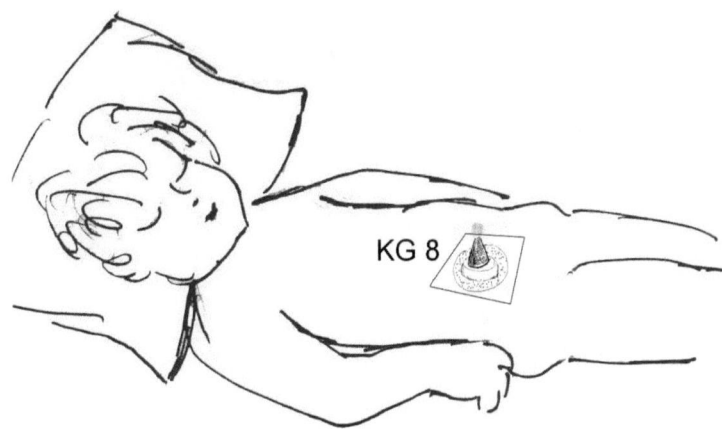

KG 8